下半身の
ゆがみ、むくみ、
たるみを改善！

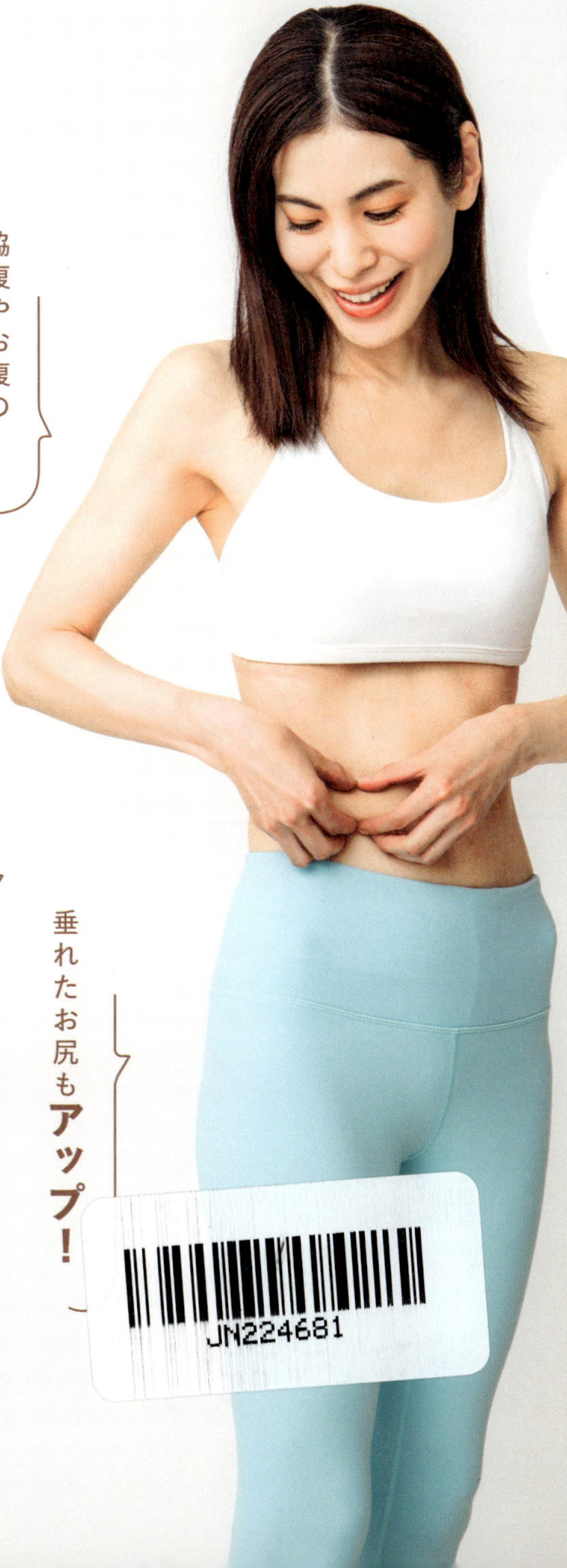

脇腹やお腹の
ハミ肉も**スッキリ！**

PMS（月経前症候群）
スッキリ！

腰痛、股関節痛が**改善！**

垂れたお尻も**アップ！**

下腹**ピタッ！**

太もも**ほっそり！**

「つまみほぐし」で変化した人は、3万2000人超えです！

本書の著者は、「アベシスター」として姉妹で活動する経絡《けいらく》リンパ整体師のお二人。

二人の施術が受けられる東京・渋谷松濤《しょうとう》の隠れ家サロンは、経絡・リンパケア・アロマテラピー・ヨガなどの身体理論を融合した人気サロン。

経絡とは東洋医学でいう「気・血」が体内を流れる通路のことをいい（22ページ参照）、リンパは老廃物や異物を体内から排出するいわば体の下水道（26ページ参照）。東洋医学の知識を駆使し、経絡とリンパの流れも意識して整える施術は多くの方々からの信頼を集めています。

「施術を続け、今年で35年。お客さまの体に直接触れ、悩みをうかがってきた人数は3万人を超えます。そのなかで実際のケースとして印象深いのは、お客さまの大多数が、恥骨筋周辺の筋肉がガチガチに固まってしまっていること。

Keiko & Yumi
（阿部恵子・阿部由美）

経絡リンパ整体師。Keikoさんはアロマテラピーと東洋医学を根底とした経絡マッサージを融合し、ツボとリンパにアプローチする独自のメソッドを開発。Yumiさんもヨガ、バレエの身体理論を取り入れた独自メソッドを開発。施術のほか雑誌やテレビなど、メディアでも活躍。

大人気！
アベシスターの隠れ家サロン

瀟洒な松濤の街で極上のトリートメントが得られる隠れ家サロン。オールハンドトリートメントにこだわり、自分だけのカスタムメイドの施術を味わえる。

東京都渋谷区松濤1-5-1 マストライフ松濤7F
TEL｜03-6804-7730　火休
サロンのご案内｜abe sister official site
https://abesister.jp

はじめまして、アベシスターです

ここが柔らかい人はほとんど見ない、いたら驚いてしまうほど！　そんな方たちは股関節が動かないために、小さな歩幅で少しずつしか歩けない、全身のこりがひどくて吐き気が止まらない、顔のむくみが何をやってもとれない、食べていないのにやせないなど、さまざまなつらい悩みを抱えていらっしゃいました」

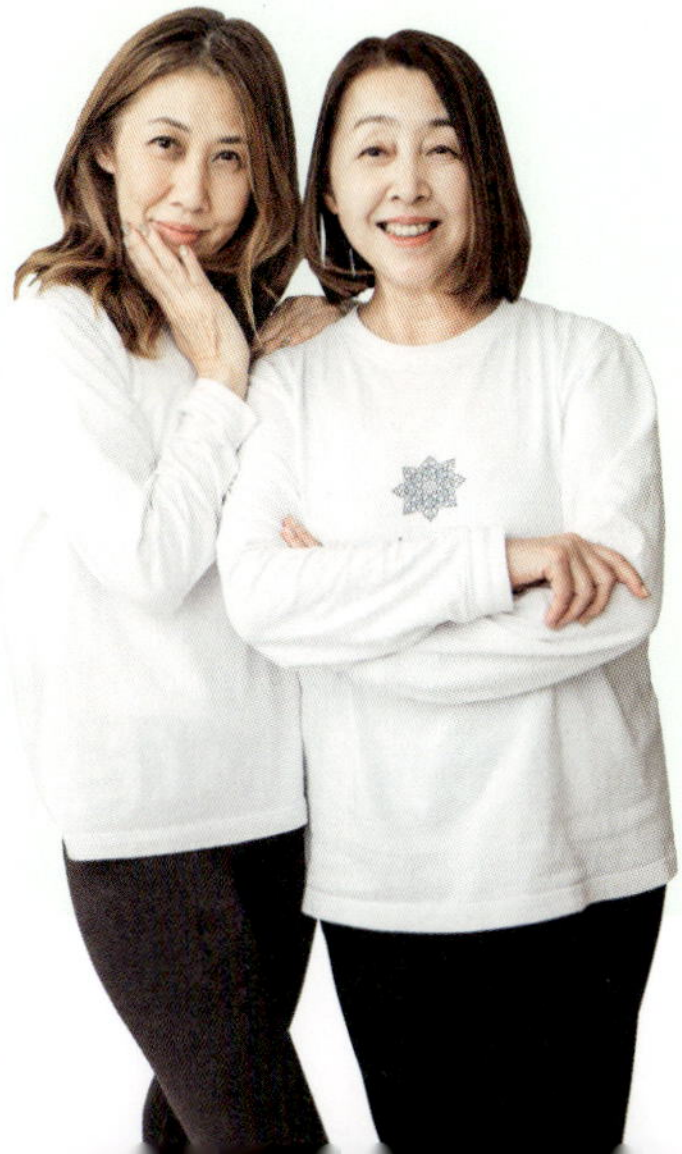

訪れる方々の大多数が
恥骨筋周辺がガチガチでした。
つまみほぐしで
1日で変化する人も！

アベシスターが「健康を左右する大事な筋肉」と断言するのが「恥骨筋」と、その周辺の筋肉です。

恥骨筋は、内ももの筋肉群のひとつで、股関節の安定に関連していますが、デスクワークで座ったまま長時間過ごすなどの現代人特有の生活習慣の影響を受けやすく、硬くこわばりやすいのです。

「不調を呼びやすい場所ではありますが、ほぐしてケアすれば大きな効果が期待できます。むくみがひどく、顔や体が膨らんでパンパンだった方も、1回の施術でむくみがとれました。恥骨筋周辺からはじめ、全身の筋膜が癒着しているところをほぐしたところ、1回で別人のようにスリムになられた方もいました。驚くことにその方は、1週間後に再度施術にいらしたときに、『この1週間で5kg

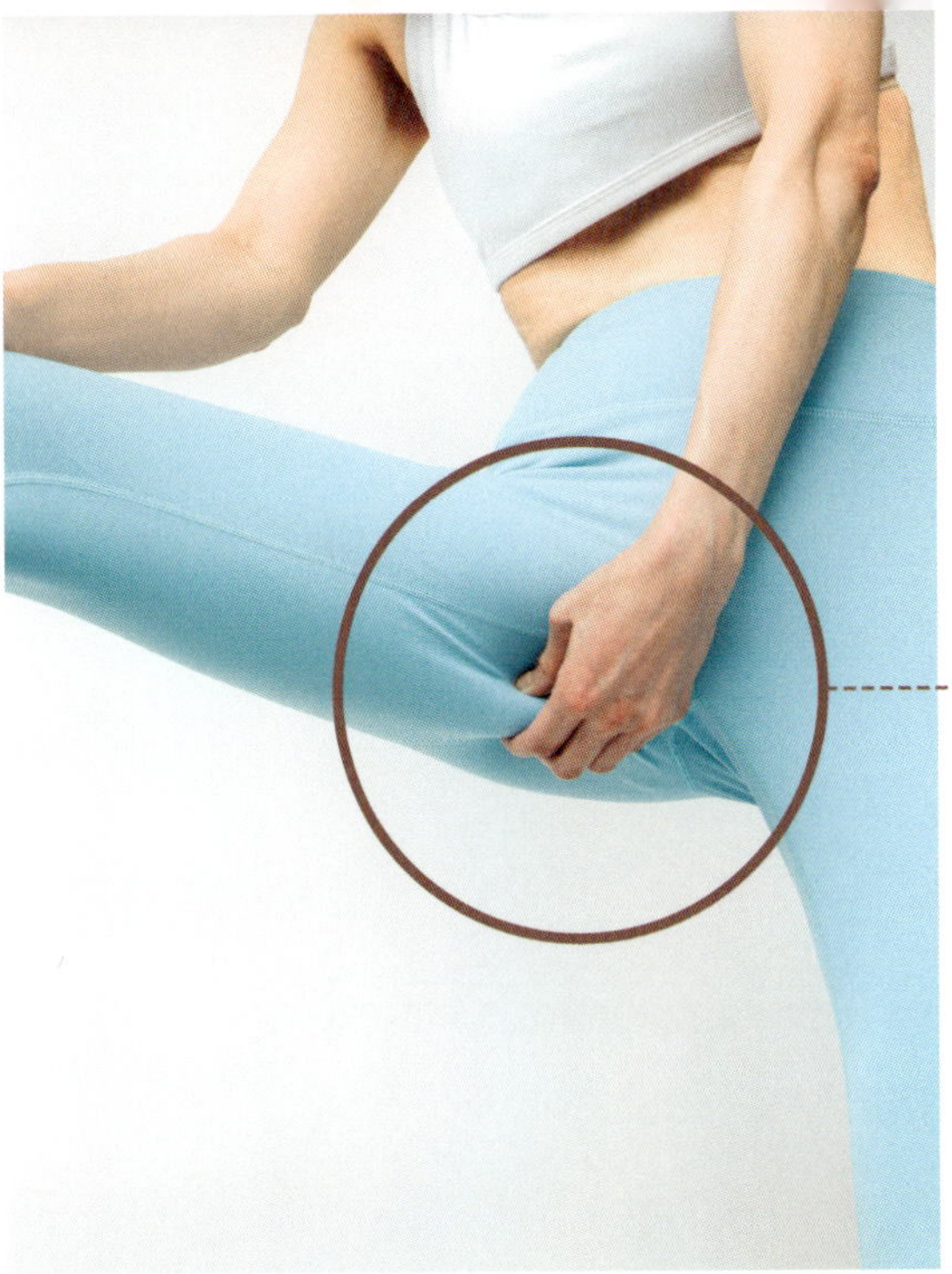

このあたりがガチガチに固まっている人が大多数なんです！

も体重が減った』とのこと。そしてその翌週に、また施術にいらっしゃった際は顔が小さくなって、同じ方だとは気づかなかったくらいの変化でした。脂肪だけがいきなり5kg落ちるとは考えにくいので、筋膜の癒着箇所をほぐした結果、リンパが一気に流れ出し、老廃物や水分が排出できたという好例ではないかと思います」（Keikoさん）

これまで多くの女性の「助けて！」という声に応えてきて本書のメソッドへと結実した「つまみほぐし」。

あなたもこの「つまんでほぐす」だけで無理なくできるマッサージ方法で、下半身まわりの不調を改善してみてください。

CONTENTS

02 下半身ケアの革命「恥骨筋つまみほぐし」お腹、お尻、太もも、骨盤まわりの悩み、不調をまとめて解決!

04 「つまみほぐし」で変化した人は、3万2000人超えです!

第1章 「つまみほぐし」がスゴい! なぜ、そんなに効果があるんでしょうか?

12 不調の救世主となる「つまみほぐし」って?

14 なぜ、恥骨筋を中心にほぐすと効果があるの?

16 下腹のぜい肉&疲れやすい体、「つまみほぐし」で改善します!

18 革命ワザ① 筋肉と筋膜の間にゆるみを作るからほぐれる

22 革命ワザ② 筋肉と筋膜の間にゆるみが生まれると経絡が整い、体の機能低下が改善される!

26 革命ワザ③ 筋肉と筋膜の間にゆるみができるとリンパの滞りが解消されて、老廃物がどんどん流れる!

28 「つまみほぐし」が効果的な理由　つまんでほぐす＝筋膜にゆるみができる
30 「つまみほぐし」で不調や悩み改善への好循環を作りましょう
32 「つまみほぐし」を実践する前にあなたの今の状態をチェックしましょう

第2章
この1分だけでも体が目覚める！基本の「つまみほぐし」

36 基本の「つまみほぐし」はこの3つ
38 STEP1 **恥骨筋つまみほぐし**
44 STEP2 **内ももつまみほぐし**
52 STEP3 **坐骨まわりつまみほぐし**
59 FINISH **リンパ節へ老廃物を流す**
60 あるある質問にお答えします！

第3章 もっとほぐしたい、効果を上げたい人の体のコアつまみほぐし

68 なぜ骨盤・お腹・お尻・外ももをほぐすの？
70 **骨盤つまみほぐし**
78 **お腹つまみほぐし**
90 **お尻つまみほぐし**
96 **外ももつまみほぐし**
104 「つまみほぐし」でこんなにうれしい変化が！ リアル体験談レポート
110 体は神様のくれた宝物
自分の体に関心を持って触れてみてください

COLUMN

34 「亀」から埋まった首が出現！ サロンであったホントの話①
66 何をやってもやせなかった人が一気に6kg減！ サロンであったホントの話②
102 上半身が疲れたときにおすすめ！「ながら」でできるおすすめ簡単ケア

第1章

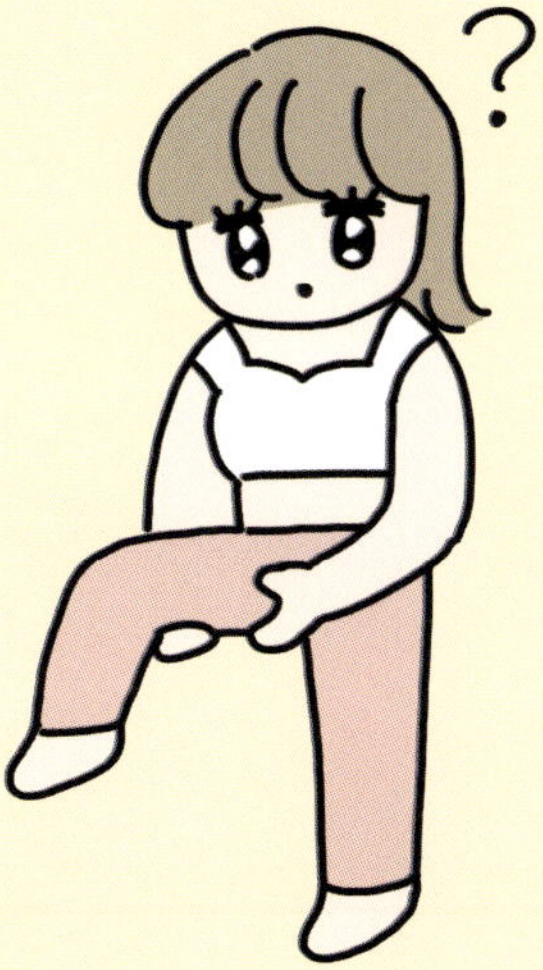

「つまみほぐし」がスゴい！ なぜ、そんなに効果があるんでしょうか？

たくさんの人を癒したという「つまみほぐし」。
手だけでできるとても簡単なケアがなぜ
そんなに体に響くの？　その秘密に迫ります。

下半身をゆるめて、むくみ、たるみを解消！

不調の救世主となる「つまみほぐし」って？

女性は年齢を重ねるにつれ、婦人科の不調や腰痛などさまざまな悩みを抱えます。たとえそれが便秘や肩こりといったガマンできる不調でも、積み重なれば生活の質は下がってしまいます。そんな女性に多い不調を改善できるのが、本書の「つまみほぐし」です。

「つまみほぐし」は、さまざまな理由で硬くなり血流が滞っている筋肉をつまみ、「ゆらしてほぐす」マッサージ法。一般的なマッサージは筋肉を押す、なでるなどですが、本書のメソッドでは筋肉をしっかりつかみ、ゆらします。すると筋肉と癒着した筋膜との間にゆるみが生まれて動かしやすくなり、体の本来の機能が回復します。

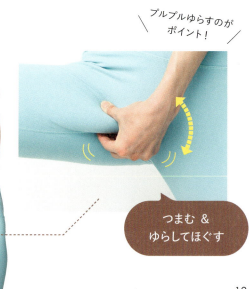

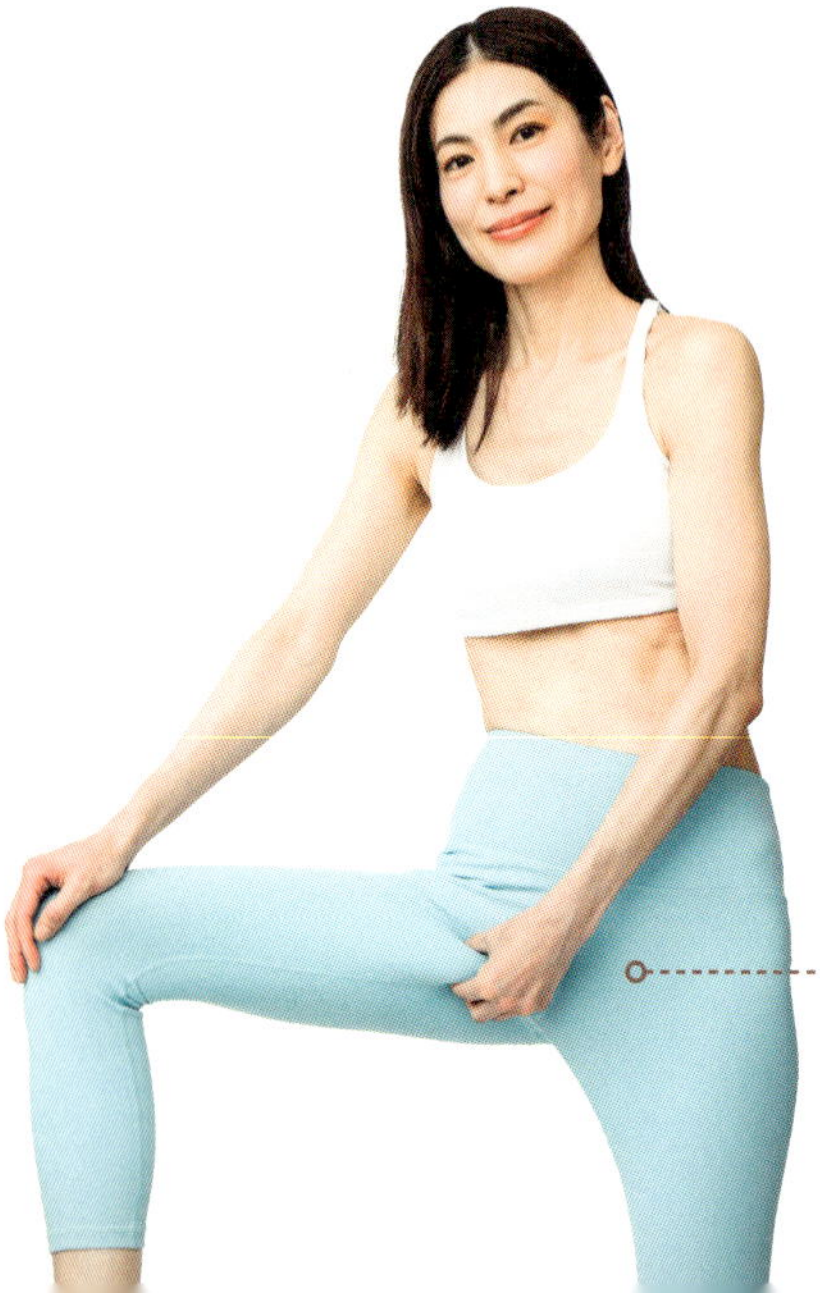

プルプルゆらすのがポイント！

つまむ＆ゆらしてほぐす

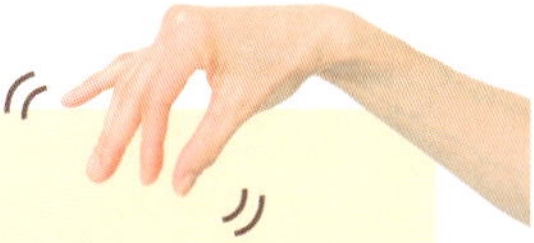

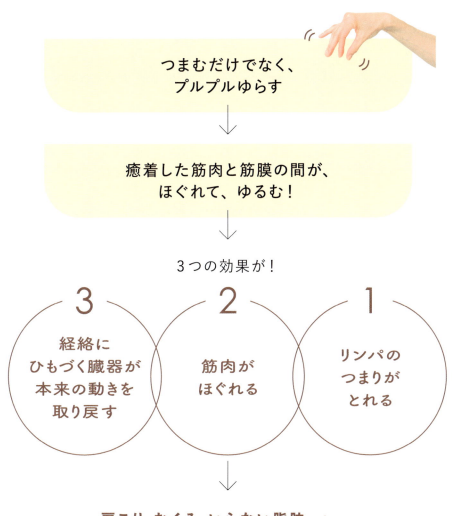

つまむだけでなく、
プルプルゆらす

↓

癒着した筋肉と筋膜の間が、
ほぐれて、ゆるむ！

↓

3つの効果が！

3
経絡に
ひもづく臓器が
本来の動きを
取り戻す

2
筋肉が
ほぐれる

1
リンパの
つまりが
とれる

↓

肩こり・むくみ・いらない脂肪 etc.…

さまざまな不調がみるみる解消！

東洋医学の「気・血」が流れる経絡、体中の老廃物を回収するリンパ。滞ると不調を起こすこの経絡とリンパの働きを改善するのが効果の理由のひとつ。

なぜ、恥骨筋を中心にほぐすと効果があるの？

「つまみほぐし」でまず最初にほぐすのは、恥骨筋です。

恥骨筋は、内転筋群のひとつで、股の付け根付近にあり（下図）、股関節を動かして歩くために必要な筋肉です。

恥骨筋には、股関節をよい位置で安定させる作用があります。恥骨筋が働くことで、股関節に太ももの骨がはまり、内ももを含めた股関節周辺の動きも正常になります。

恥骨筋周辺は、下半身の動きの要となる筋肉が集まっているジャンクションのような場所。ところが、現代ではデスクワークで長時間過ごす、歩く時間が少ないなどで動かす機会が少なくなり、恥骨筋周辺の筋力が衰えている人が多いのです。

硬くなりやすい場所 ＝恥骨筋周辺

恥骨筋は股関節の付け根にあるため、座りっぱなしなど姿勢の影響も受けやすい。猫背など悪い姿勢でいると、恥骨筋周辺の筋肉が硬くなり、骨盤がずれ、姿勢が悪くなり、腹部にぜい肉がつきやすくなる。

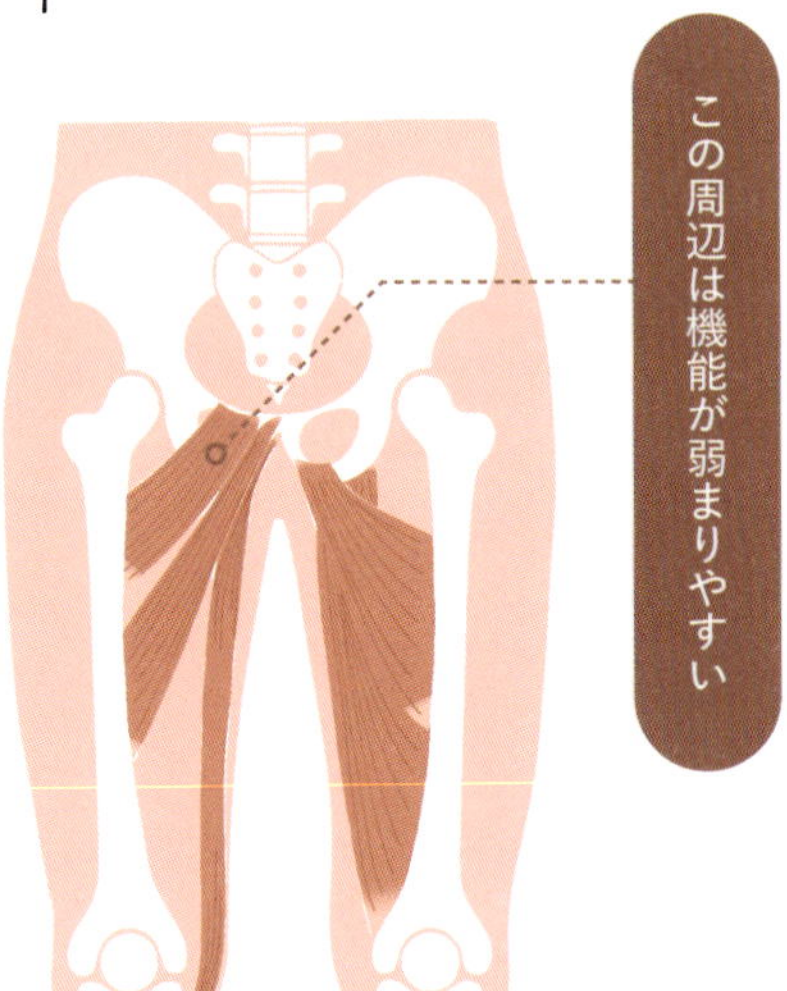
この周辺は機能が弱まりやすい

女性の恥骨筋周辺が硬くなりがちな原因

悪い姿勢

座りっぱなしが
長時間続く

運動不足

↓

恥骨筋周辺の筋肉と筋膜が癒着して、
もっと硬く、動きづらくなる

↓

周辺の血液とリンパの流れが滞る。
経絡が正しく刺激されず、関連する
筋肉や臓器の機能が低下する

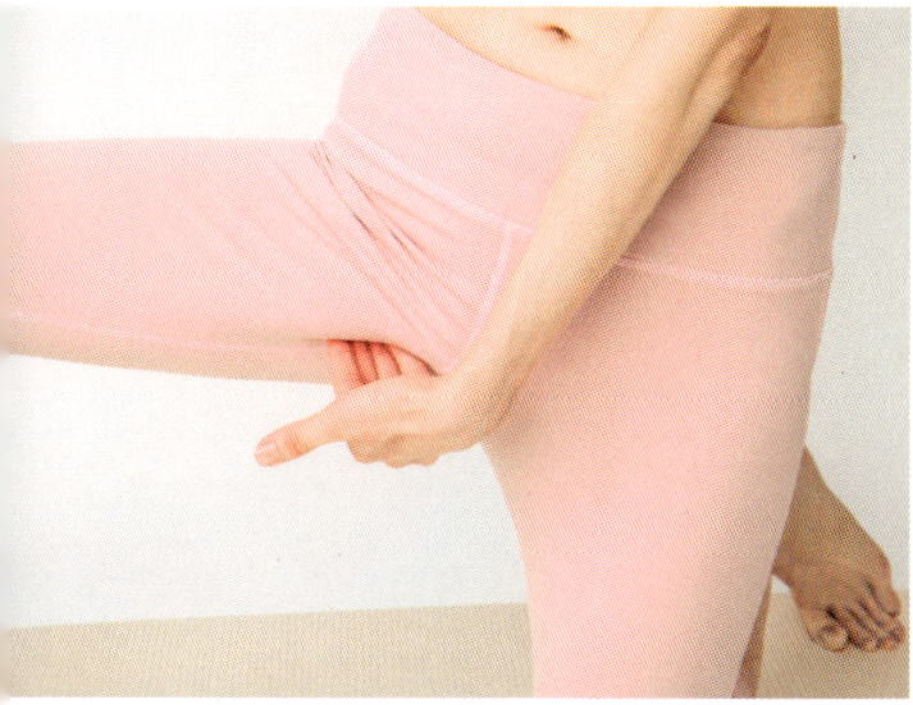

こんなことが
起きやすくなる！

- 股関節が動かず歩きづらい
- 腸への圧迫などによる便秘
- 筋力低下による尿もれや頻尿
- 骨盤のずれなどによる腰痛や肩・首こり
- 内臓下垂による下腹ポッコリ

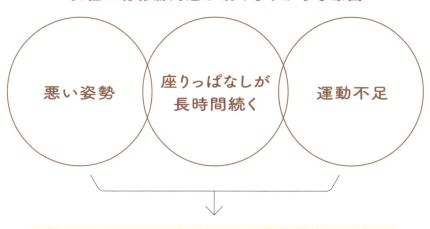

サロンでも多くの結果が出ています！

下腹のぜい肉&疲れやすい体、「つまみほぐし」で改善します！

40代以降の女性の下腹のぜい肉が取れにくいのは、肥満以外にも理由があります。

注目すべきは「恥骨筋」です。恥骨筋は、股関節の内側に位置する筋肉で、股関節の内転（脚を内側に引き寄せる動き）や、屈曲（脚を前に持ち上げる動き）、内旋（脚を内側にまわす動き）に関係しています。恥骨筋には、股関

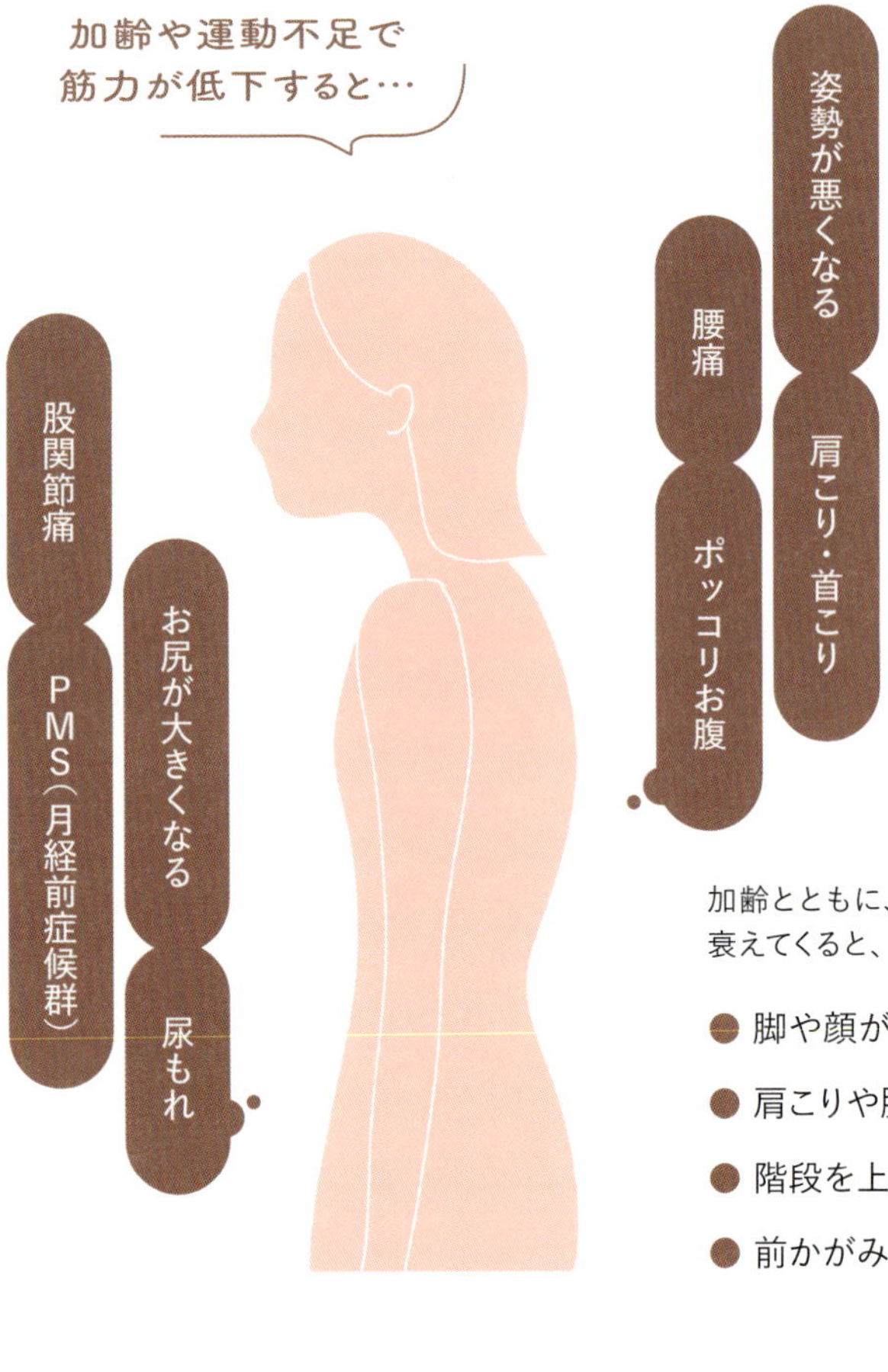

加齢や運動不足で筋力が低下すると…
姿勢が悪くなる
肩こり・首こり
腰痛
ポッコリお腹
股関節痛
PMS（月経前症候群）
お尻が大きくなる
尿もれ

加齢とともに、誰もが筋肉量が減少。筋力が衰えてくると、さまざまな不調が現れてきます

- 脚や顔がむくみやすくなる
- 肩こりや腰痛がひどくなる
- 階段を上ると息切れする
- 前かがみになるなど、姿勢が悪くなる

節をよい位置で安定させる作用があります。
ですが、日常生活ではあまり使われないため、筋力が低下しやすい部分でもあります。
恥骨筋とその周辺の筋力が低下すると、骨盤がゆがんで、正しい姿勢を保つのが難しくなります。また、骨盤がゆがんで、正しい姿勢がとれないことで、腹部の筋肉がうまく使えず、その結果、腹部にぜい肉がついてくるのです。

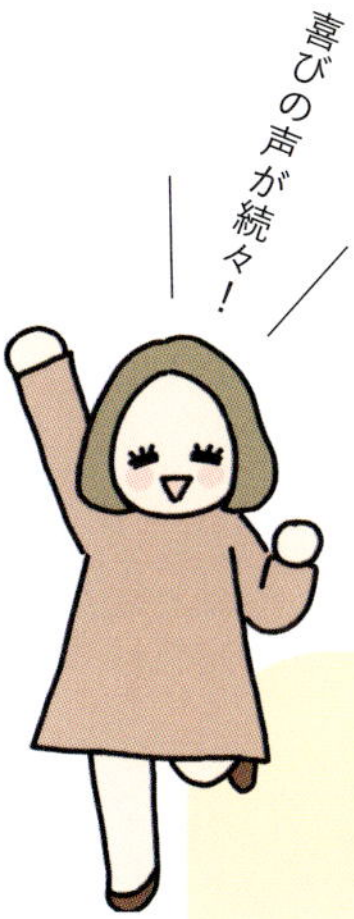

「つまみほぐし」を試した人たちに、こんなにたくさんの変化が現れました

体験者の声 1
（35歳・女性）

「つまみほぐしを始めてから、長い間悩まされていた頑固な**便秘が解消されました。**」

体験者の声 2
（45歳・女性）

「つまみほぐしは、簡単なのに効果がありました。骨盤のずれが整ったせいなのか、時々感じていた**腰の痛みがなくなりました。**また、いつの間にか、正しい姿勢を保つことが苦ではなくなりましたね。」

体験者の声 3
（40歳・女性）

「股関節が詰まったような感覚があり、歩きにくかったのですが、つまみほぐしを気づいたときに行うようにしたところ、**スムーズに歩けるようになりました。**」

体験者の声 4
（53歳・女性）

「恥骨筋を触ってみて初めて、こんなにこっているんだと驚きました。実践後は**下半身のむくみがとれ、脚も細くなりました。**今までは恥骨筋の存在を意識したことがなかったのですが、効果を実感しています。」

「つまみほぐし」の
革命ワザ
1

筋肉と筋膜の間にゆるみを作るからほぐれる

「つまみほぐし」は「硬くなった筋肉周辺をほぐす」とご説明しましたが（12ページ参照）、さらに詳しくお伝えすると、「つまみほぐし」には筋肉と筋肉周辺に癒着してしまった筋膜をゆるませて、硬く縮んだ筋肉を開放する働きがあるのです。

筋膜は筋肉や体を包み、保護している膜。主にコラーゲンでできているため、長時間同じ姿勢でいると水分が失われて硬くなり、包んでいる筋肉とくっつき癒着を起こします。すると筋肉や関節が動かしにくくなり、周辺の血流やリンパの流れも滞り、その結果さまざまな不調がおこるのです。

この癒着をゆるめ、筋肉が動けるようにすることで、不調を軽減できるのが、「つまみほぐし」なのです。

つまんでほぐすのは、

筋膜と筋肉の間に

ゆるみを作るため！

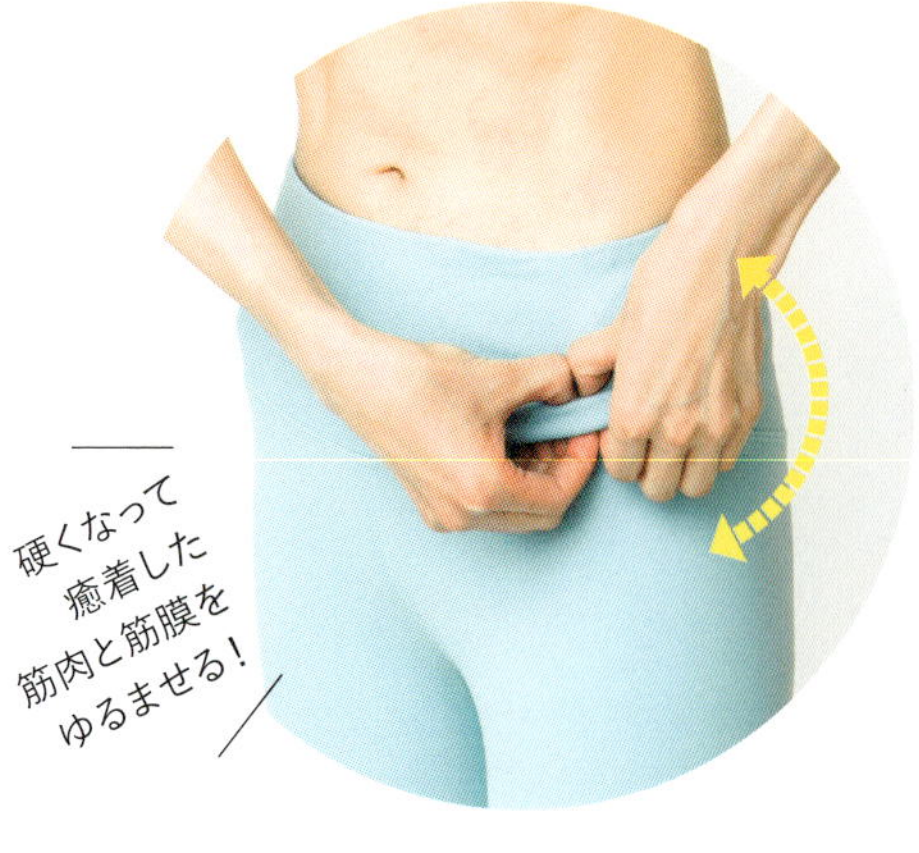
硬くなって
癒着した
筋肉と筋膜を
ゆるませる！

＼ 知っておきたい！ ／

筋膜ってそもそも何？

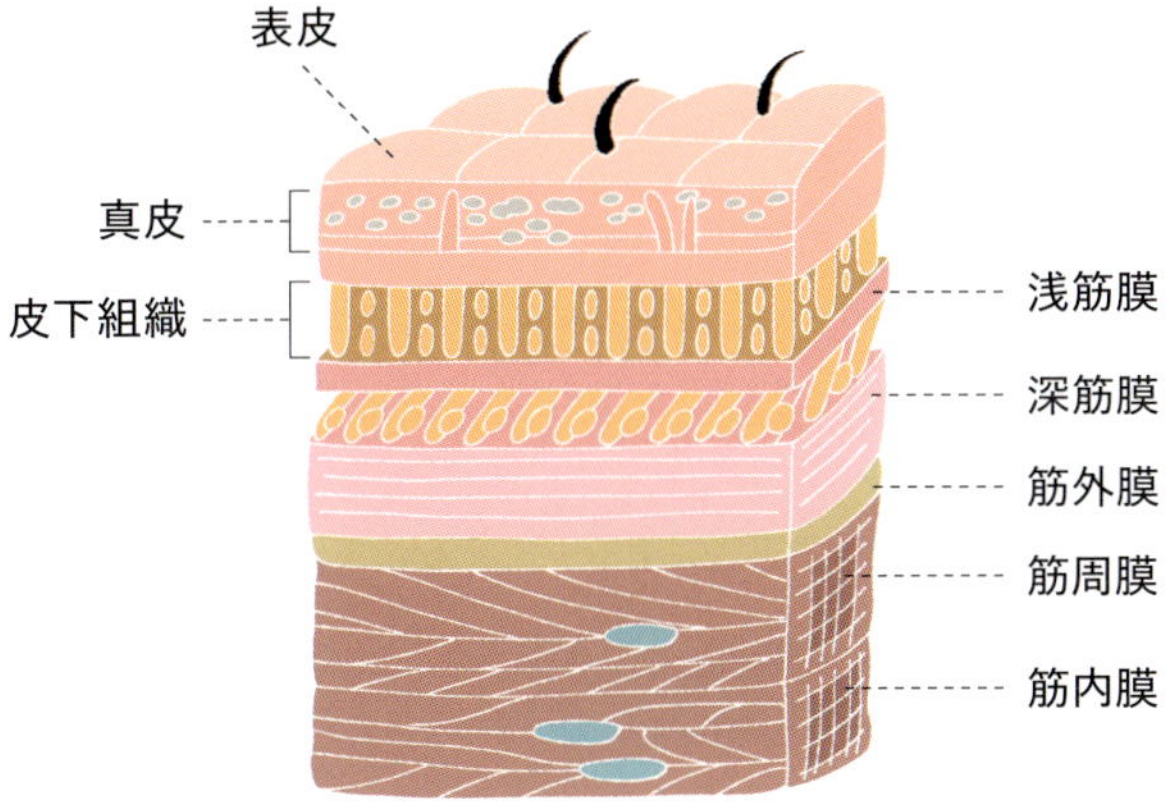

筋膜とは筋肉や骨、内臓、血管、神経などを包み込み、適正な位置に支えている薄い膜。全身に張り巡らされ、体の形状を保つ第二の骨格といわれる存在。筋膜の一部分が脱水して接着剤のようになり、筋肉や皮膚にくっついた状態が「筋膜の癒着」とされ、さまざまな不調の原因となっている。

（ 筋膜の働き ）

1 筋肉や腱と連結して体内の組織や器官をあるべき位置に収める働きがある。

2 筋肉を保護する作用とともに、筋繊維の働きをサポートし、力の伝達も行う。

3 筋肉や骨、内臓などを包み込み、臓器の状態を保護する支持機能を持っている。

4 筋肉収縮運動をスムーズに行うため、他の組織との摩擦を最小限に抑えてくれる。

5 血管やリンパ、神経の働きを助け、その流れをスムーズに体内通過させる機能がある。

6 筋膜は体の姿勢を保つ働きがあるが、筋膜のよじれで保てなくなると痛みが生じることも。

※1「国民生活基礎調査2019」厚生労働省　による。
※2　頚椎症や頚椎の椎間板ヘルニアなどの病気による肩こりもあり、また狭心症や心筋梗塞が肩こりや痛みを引き起こす場合もある。
※3　薬物療法や温熱療法、理学療法士のマッサージ、局所注射、ハイドロリリース（患部に生理食塩水を注射する）などさまざまな治療がある。

なぜ、筋肉と筋膜をゆるめるの？

筋肉と筋膜が癒着してしまっている人が急増中です

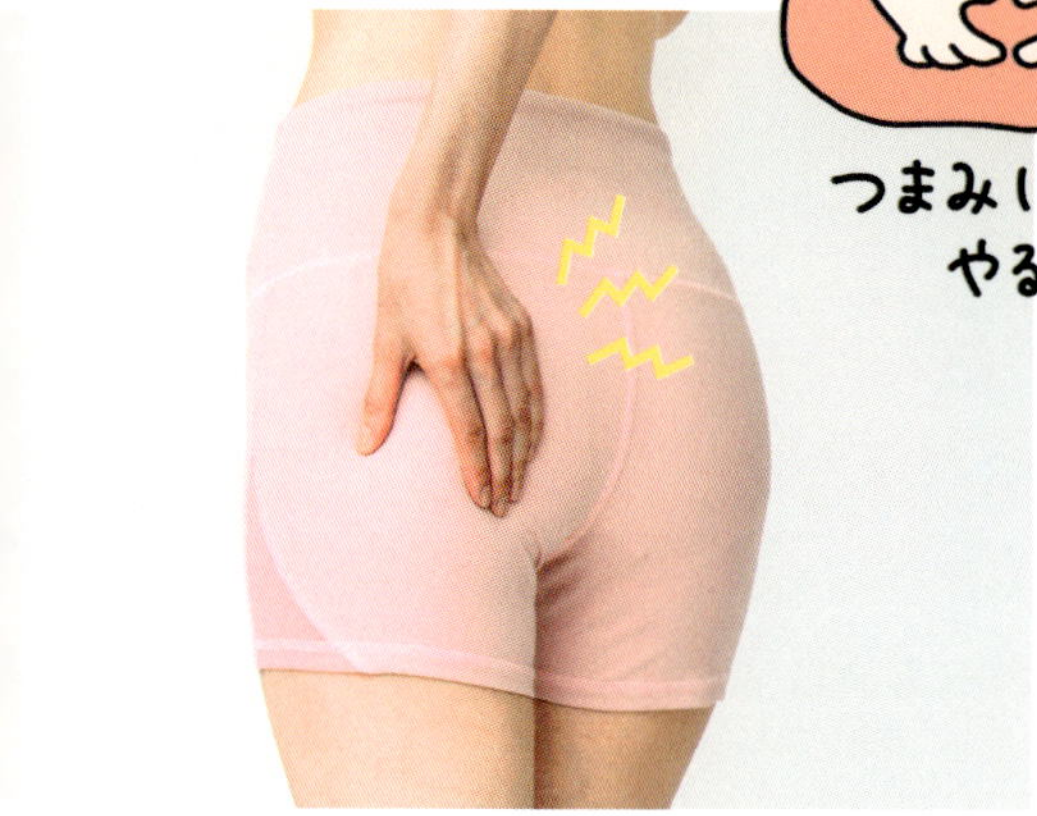

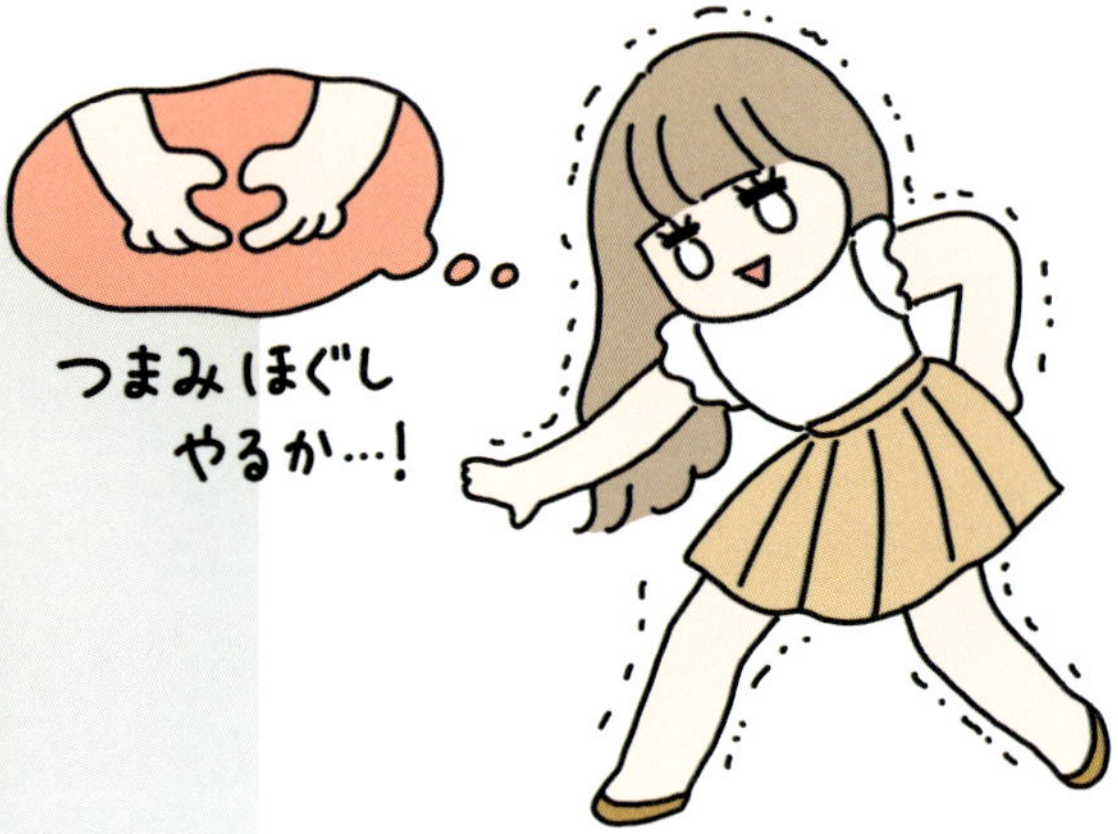

筋肉と筋膜が癒着していると、筋肉がこわばり、いわゆる〝こり〟が生まれます。

2019年の厚生労働省の調査※1によると、肩こりは体の不調に自覚症状のある人の中で、女性では一位、男性では二位を占めるという結果に。

多くの人が悩む〝こり〟の症状ですが、特定の疾患ではない場合※2、姿勢や生活習慣が原因のケースが多いので、筋肉やその周辺の筋膜の癒着がこりや痛みの要因となっている人も多く、数多くのクリニックで癒着を緩和す

＼こんな風に違う！／

筋膜の状態と体の変化

（筋膜が癒着した状態）

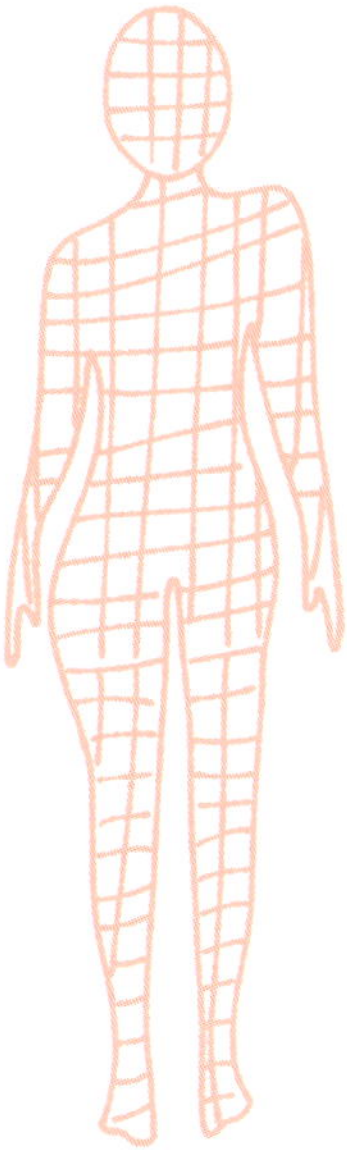

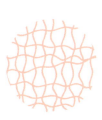

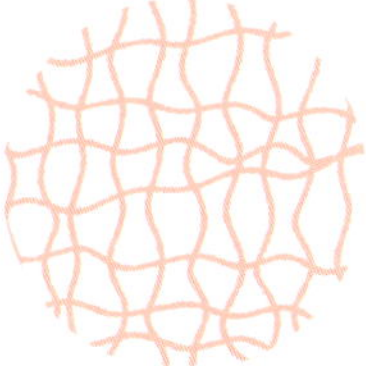

← 1カ所の筋膜のゆがみがあると、そこに引っ張られるように他の部分もねじれやすくなるため筋肉や関節もゆがんだり、硬くなる傾向に。

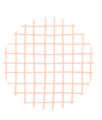

（筋膜が癒着せず健全な状態）

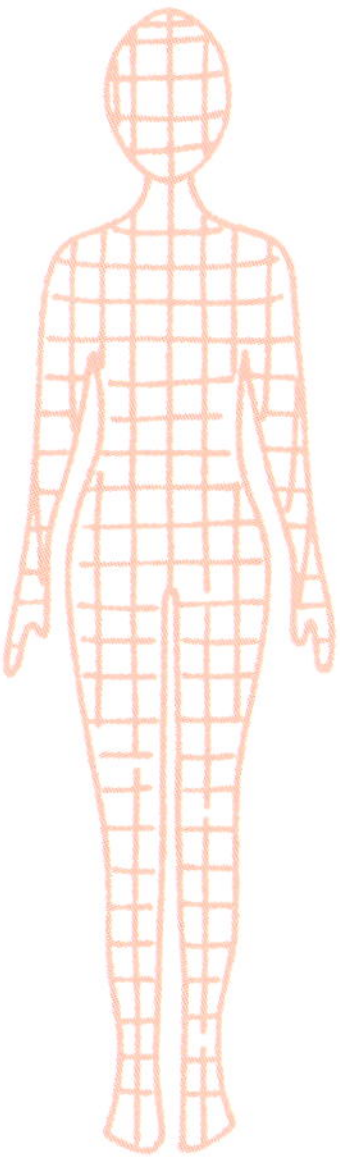

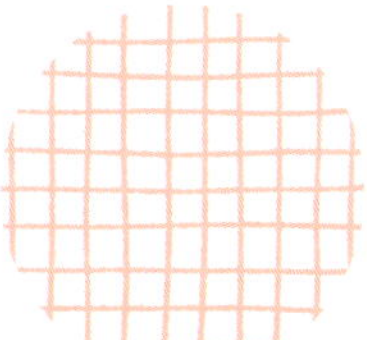

← 筋膜は筋肉や組織を保護するようにネット状に包み込んでいる膜。正常ならば均一にボディスーツのように筋肉に張り巡らされ、体を正しい姿勢に維持する。

る治療※3も行われています。

筋肉と筋膜の癒着が起こる原因は、座ったまま仕事するなど同じ姿勢を長時間続ける、運動不足、ストレス、休息や水分の不足などが挙げられます。

アベシスターのサロンでも、のべ3万人の顧客たちのほとんどにこの癒着の症状がみられたといいます。そして癒着をゆるめると、不調が消えるというケースがあいついでいます。

筋肉と筋膜の癒着をゆるめることが、「つまみほぐし」の大きな目的なのです。

筋肉と筋膜の間にゆるみが生まれると経絡《けいらく》が整い、体の機能低下が改善される！

「つまみほぐし」で、期待できる2つ目の効果が「経絡」を整えること。経絡とは東洋医学の概念である「気・血《けつ》」（※1）を運ぶ通り道。

五臓（※2）、六腑（※3）、筋肉などの組織、皮膚などを互いにつなげる連絡網でもあり、信号や情報の回路とも認識できます。

体の奥深くにある臓腑には直接触ることができません。しかし、経絡が臓腑とつながっていて部分的に体の表面近くを走っているので、目的の臓腑とつながっている経絡を刺激することで、気や血が勢いよく流れ出し、臓腑に届きます。すると、臓腑も活発に動き出し、気や血の停滞が解消され、体の不調が改善されます。

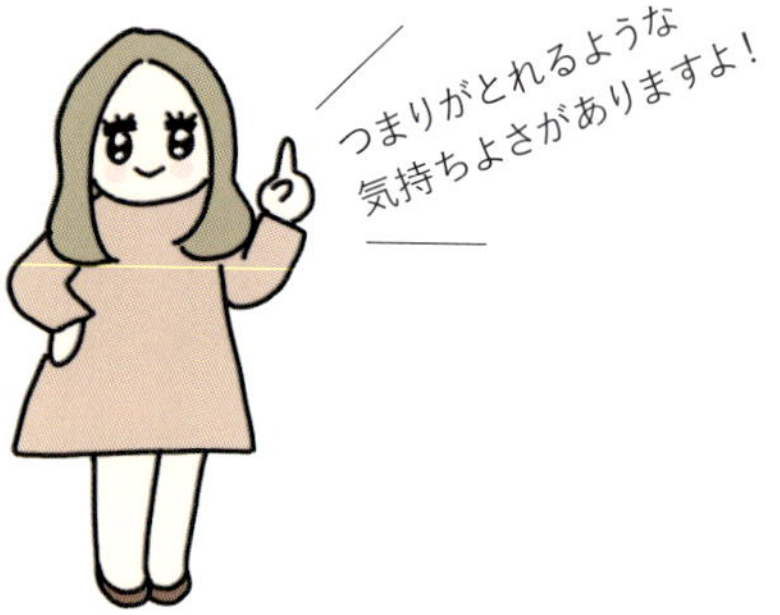
つまりがとれるような
気持ちよさがありますよ！

※1　気は生きるために必要なエネルギーであり、血は血液を含めた栄養素（西洋医学で言う血液を含む栄養物質）。
※2　「五臓」は、東洋医学で考える心臓・肺臓・肝臓・腎臓・脾臓の5つの臓腑のこと。人が生きるために必要な気・血・水を生成し、貯蔵する役割がある。
※3　「六腑」は、胃・小腸・大腸・膀胱・胆のう・三焦（気と水の通り道）。食べものが通り抜ける道。

＼ 滞ると不調に！ ／

あなたの体には
12本の経絡がある

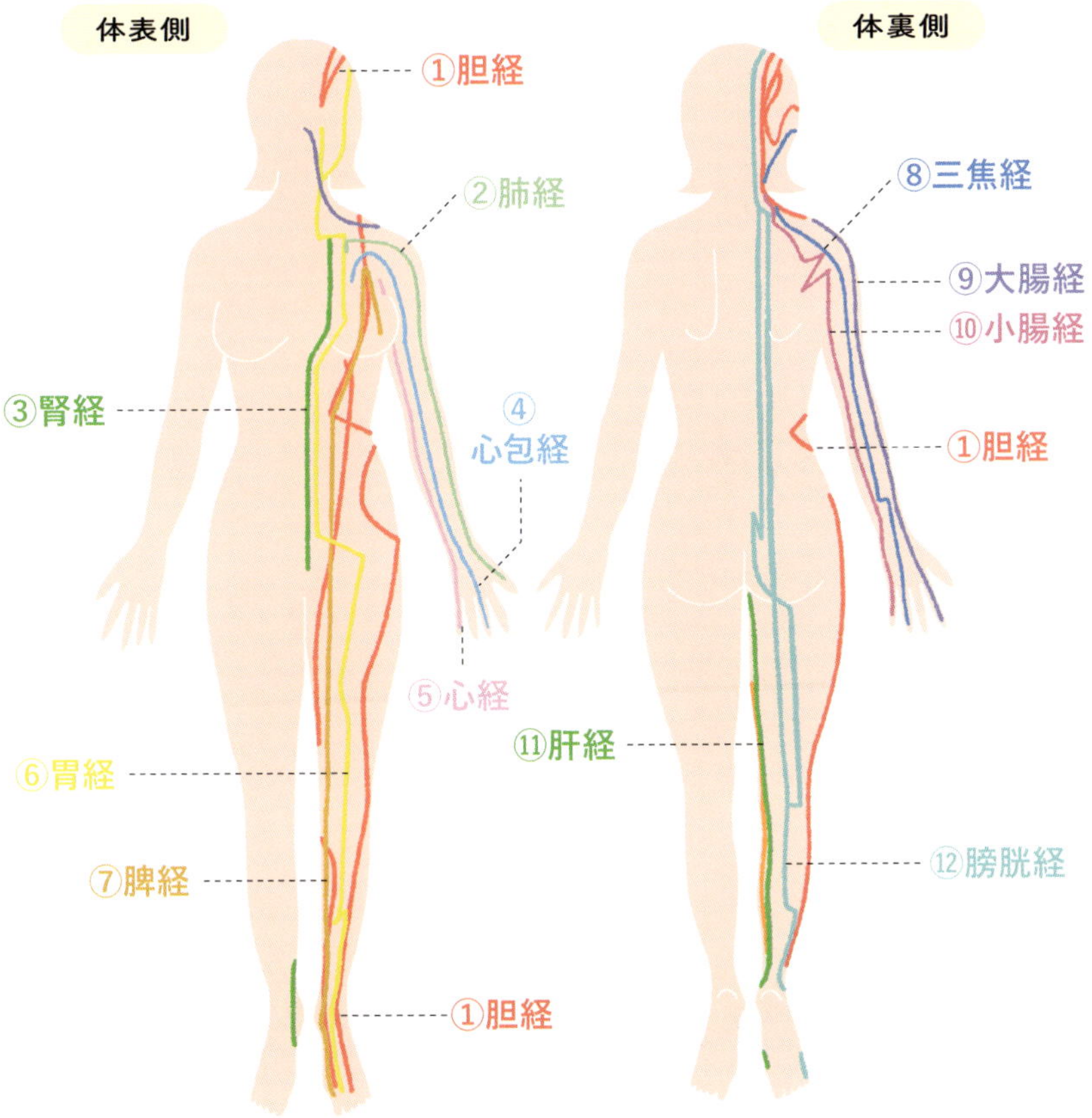

経絡って何？

東洋医学で生命エネルギーとされる「気・血」の通り道。内臓や筋肉などの組織、皮膚などを互いにつなげる連絡網であり、五臓・六腑につながっている。 何らかの要因でつまってしまうと、ネットワークが遮断された状態となり、気や血が停滞し、臓腑に不調をもたらし、体に不具合が生じたり、病気の引き金になると考えられている。経絡が整うと、内臓が正常に機能するようになる。

あなたも、心当たりがあるのでは？

つまめば、関連する臓器の機能回復！どの経絡が滞っているかにより、不調・症状が違います

「つまみほぐし」で滞った経絡が流れだし、不調も改善できます！

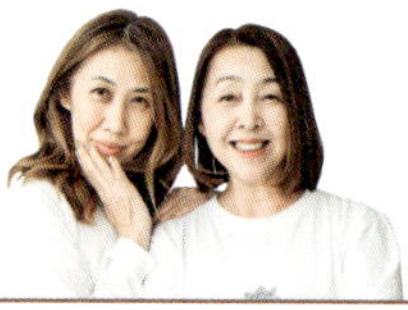

どの経絡が滞っているかによって、不調・症状に違いがあります。タイプ別症状に心当たりがあれば、早めのケアがおすすめ。23ページの経絡図を見てあてはまる経絡に近い位置の筋肉をほぐしたりツボを押すと、関連する臓器の機能回復が期待できると東洋医学では考えられています。

肝経 胆経 が滞っているタイプ

怒りっぽくなったら要注意

肝・胆経は、精神活動を安定させる働きがあるので、滞ると怒りやすくなることが。血の浄化作用もあるので、働きが悪くなると顔色が青みがかった黒に見えたり、肩こりや目の疲れも。ドライアイが気になる人はケアを心がけて。

不調が出やすい部分

目、筋肉

- ドライアイ、眼精疲労、かすみ目
- 自律神経の乱れ
- 筋肉痛、肉離れ
- アレルギー

不調が出やすい季節

春

体調を崩したときの顔色

青みがかった黒

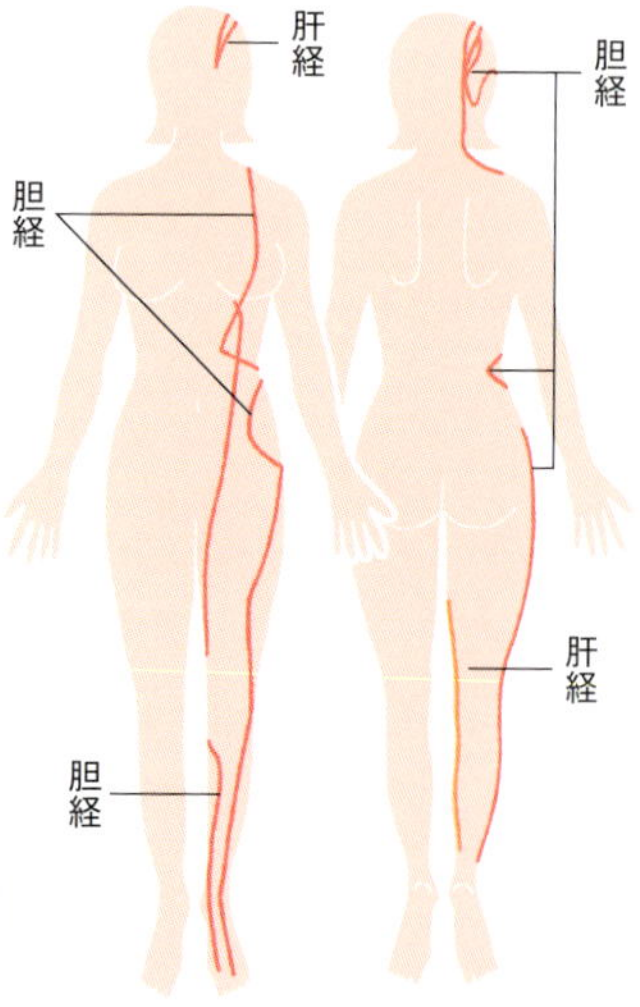

脾経 胃経 が滞っているタイプ

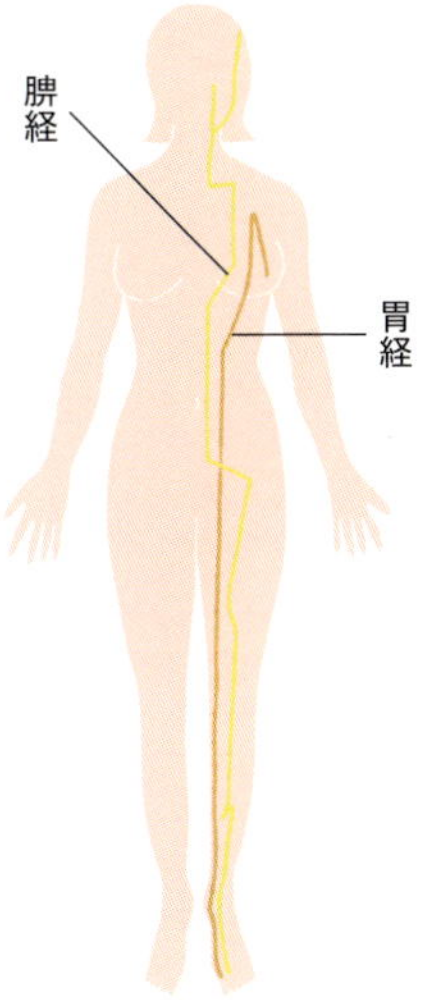

吹き出物が多くなっていませんか？

脾・胃経は胃腸の消化吸収を通じて全身へ養分を輸送。滞ると口と肌に不調が出やすく、口内炎やドライマウス、肌荒れなどが悪化した場合は要注意。体調を崩したとき顔が黄色っぽい人はこの経絡に近い部位のケアを。

不調が出やすい部分

口、肌

- 口内炎、ドライマウス
- 歯槽膿漏
- ニキビ、吹き出物などの肌荒れ

不調が出やすい季節

土用（季節の変わり目）

体調を崩したときの顔色

黄色っぽい肌色

腎径 膀胱経 が滞っているタイプ

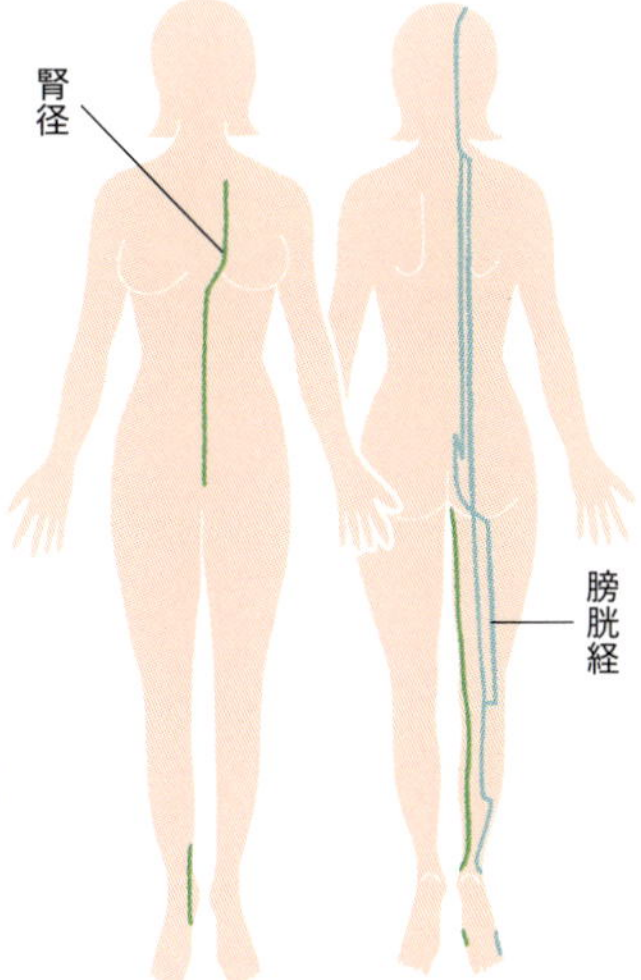

冷え性でむくみやすい人は注目！

ホルモン系、泌尿生殖系に関係し水分代謝もコントロール。滞ると水分がたまりやすく、むくみや冷えが悪化しやすい。耳に不調が出やすく、耳鳴りやめまいを感じたり、顔色が黒っぽくくすんできたら、ケアを心がけて。

不調が出やすい部分

耳

- 耳鳴り、難聴、中耳炎
- めまい、メニエール病
- くすみ、冷え、むくみ

不調が出やすい季節

冬

体調を崩したときの顔色

黒くすみ、
黒っぽい肌色

筋肉と筋膜の間にゆるみができると
リンパの滞りが解消されて、
老廃物がどんどん流れる！

さらに期待できる効果の3つ目は、リンパの機能回復です。リンパとは、全身を通る管「リンパ管」、その中を流れる「リンパ液」、老廃物や細菌などの侵入をフィルターにかけてろ過する「リンパ節」の総称。リンパ液は、体内を循環する中で老廃物や脂肪などを回収し、リンパ管を通ってリンパ節に集まります。そして回収された老廃物は、リンパ節でろ過されて、心臓の手前で静脈に入り、血液と結合します。

リンパ液を循環させているのは、運動するときの筋肉の収縮やマッサージによる直接的な刺激、体内の水分量を適切に保つことで循環しています。つまんでほぐして筋肉に刺激を与え、リンパの働きを助けると、老廃物がスムーズに排出されるのです。

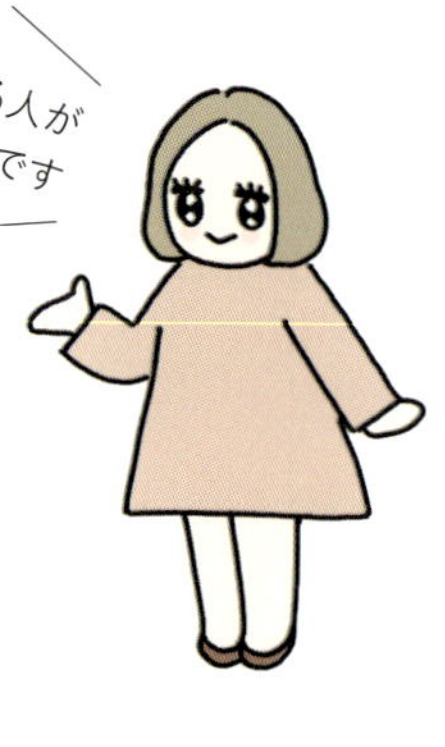
リンパが滞っている人が
本当にいま、多いんです

リンパ液

血液によって細胞に栄養素を届けたあと、血管に戻れなかった液体が組織液。この一部がリンパ管に入り、リンパ液となって細胞から出た老廃物などを運ぶ。

＼ リンパが滞ると不調に！ ／

体中に張り巡らされた リンパが老廃物を流している

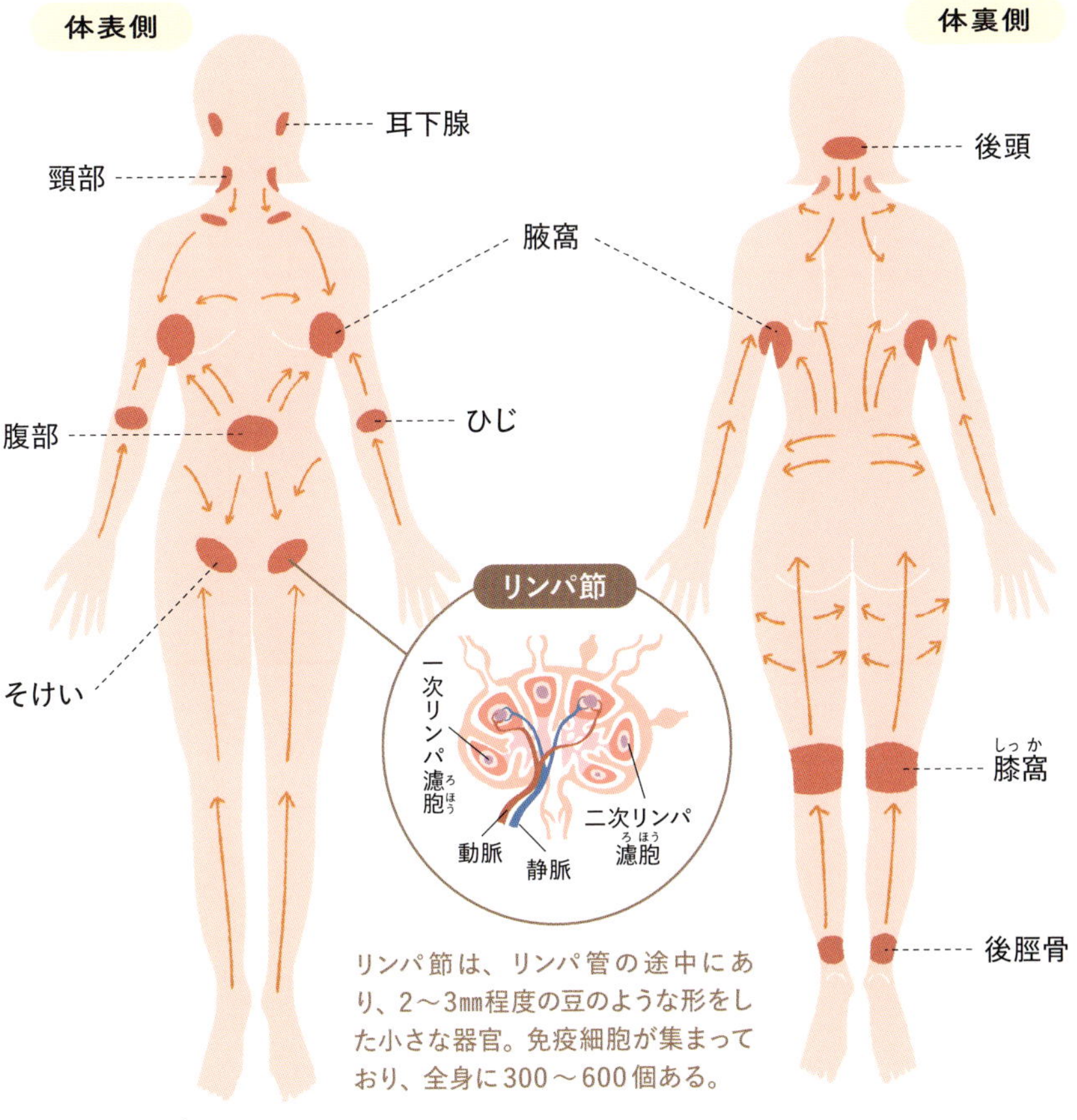

リンパ節は、リンパ管の途中にあり、2～3㎜程度の豆のような形をした小さな器官。免疫細胞が集まっており、全身に300～600個ある。

「リンパ」にはこの3つがある

リンパ節

免疫細胞がここに集まり細菌など異物の侵入を防いでいる。風邪をひくと扁桃腺などリンパ腺が腫れるのは、細菌に感染して炎症が起こっているため。

リンパ管

血液が流れる管が血管、リンパ液が流れるのがリンパ管。血管は心臓というポンプで流れるがリンパ管にはポンプ機能はなく、筋肉の収縮や動作がないと流れにくい。

「つまみほぐし」が効果的な理由

つまんでほぐす＝筋膜にゆるみができる

↓

筋肉がほぐれ**リンパ**が流れていき、

経絡が刺激されることで

連携して不調が改善されていく

「つまみほぐし」の効果について、おわかりいただけましたでしょうか。

おさらいすると、「つまむ＋ほぐす」という動きで筋膜をゆるませる。その結果、

①硬くなった筋肉がほぐれ、痛みやこりが軽減。筋肉と筋膜の癒着がとれ筋肉が本来の働きを取り戻す。血流がよくなって代謝もアップする

②経絡の滞りが改善されて、関連する臓器の機能が回復する

③リンパの流れがよくなり、老廃物の排出がスムーズになる

この3つの効果が得られるのです。

筋肉がほぐれる

↓ 筋膜にゆるみができると筋肉もほぐれ柔らかくなる。筋肉の緊張は血管を圧迫するので、ほぐすと血管が拡張し血行が促進。血流がアップすると細胞まで酸素や栄養が届きやすくなる。

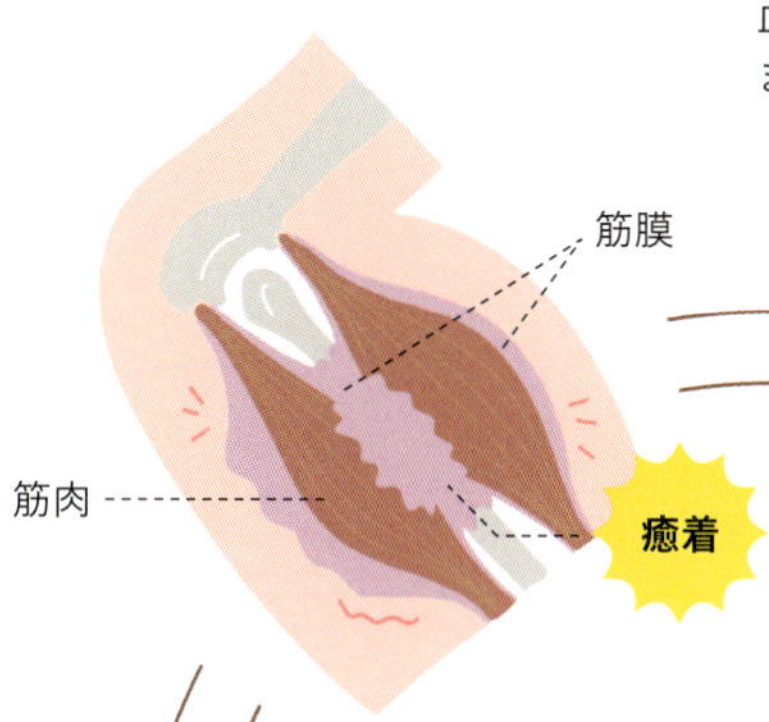

**この3つの相乗効果で
不調が和らぎ、
全身がほぐれていく**

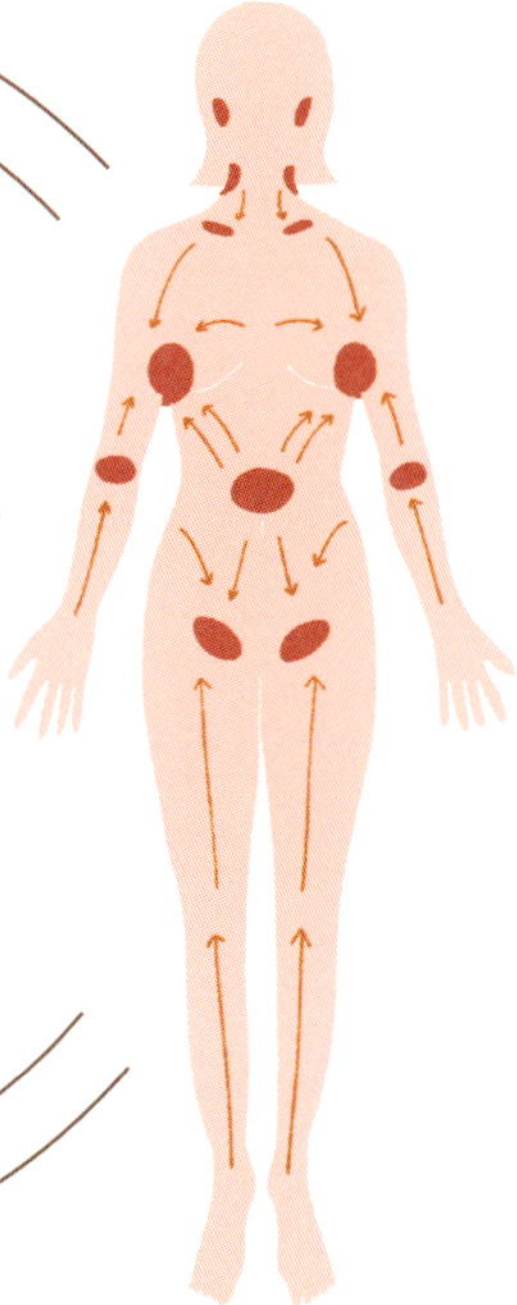

リンパの流れが改善する

↑ リンパは老廃物や異物を回収し体外に排出するための重要な器官。筋肉の動きの刺激によってリンパが流れるため、筋肉が固まると滞ってしまう。筋肉の動きがよくなれば流れも改善、老廃物の排出がスムーズに。

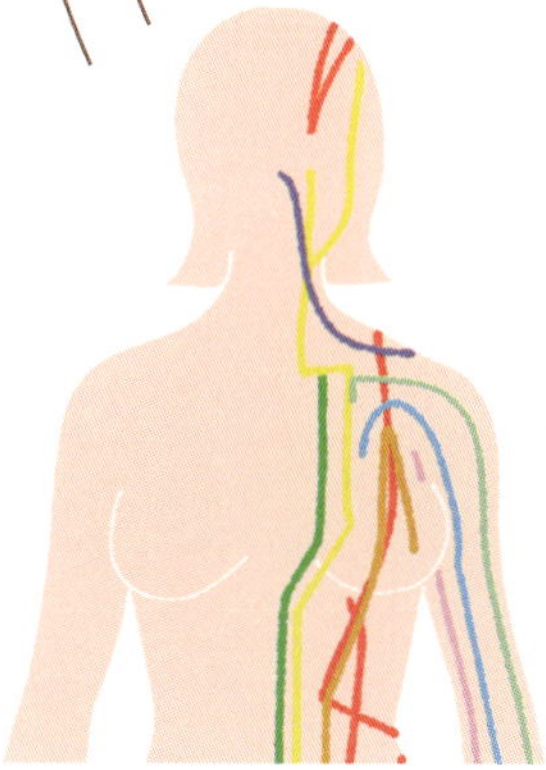

経絡が刺激される

↑ 経絡は、東洋医学における「気・血」の通り道。東洋医学では、経絡を刺激することで「気・血」が勢いよく流れ出し、関連する臓器や筋肉の機能が回復すると考えられている。

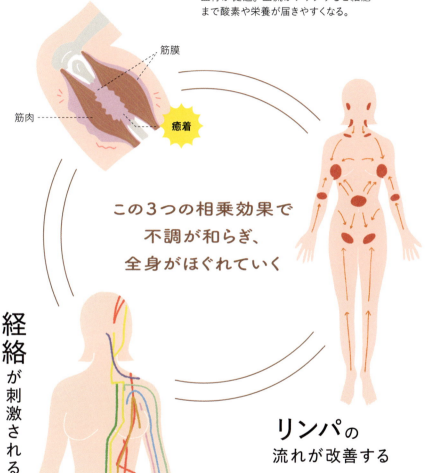

「つまみほぐし」で不調や悩み改善への好循環を作りましょう

本書で紹介するメソッドでは、お腹から太ももまでの体の中心部と下半身を中心にケアを行います。

つまんでほぐして筋肉と筋膜の間の癒着をゆるめれば、リンパの流れがよくなり、経絡も刺激されて、停滞していた「気・血」が勢いよく流れ、関連する臓腑も動き出します。

体も本来の動きを取り戻してよく動くようになり、今まで感じていた体の痛みや不快感が和らいでいきます。

さらには正しい姿勢をキープすることがラクにできるようにもなり、結果として、ぜい肉のない、引き締まった腹部に変わり、下半身のむくみも解消されるのです。

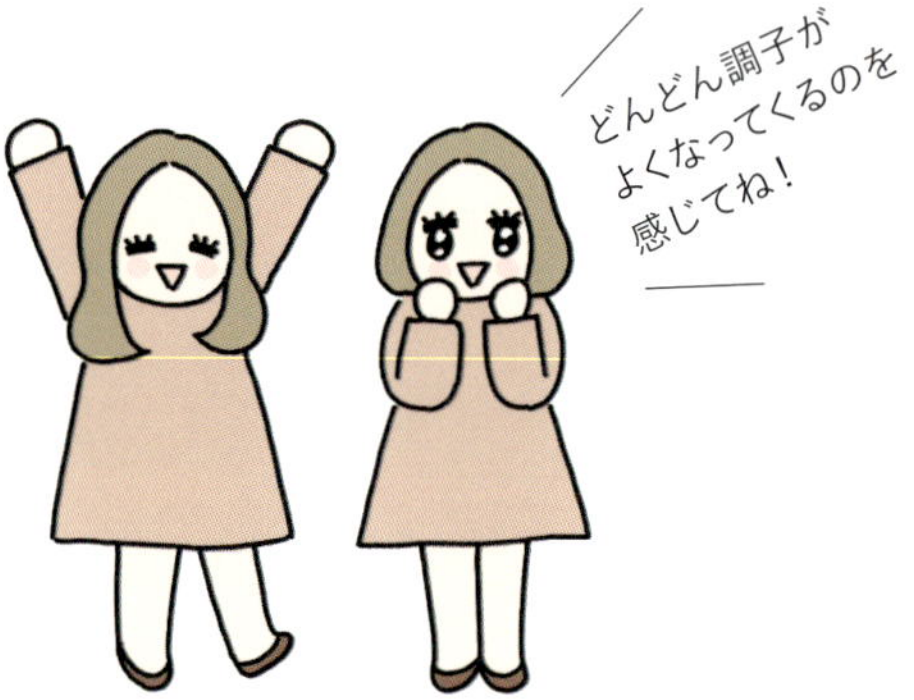
どんどん調子が
よくなってくるのを
感じてね！

**恥骨筋からはじめ、
恥骨筋周辺や内ももの筋肉（内転筋群）、
腹部や下半身全体もつまんでほぐす**

筋肉が動き出し、
老廃物も体外に排出される

↓

**余分な脂肪がとれて腹部が平らになり、
下半身全体のむくみがとれる**

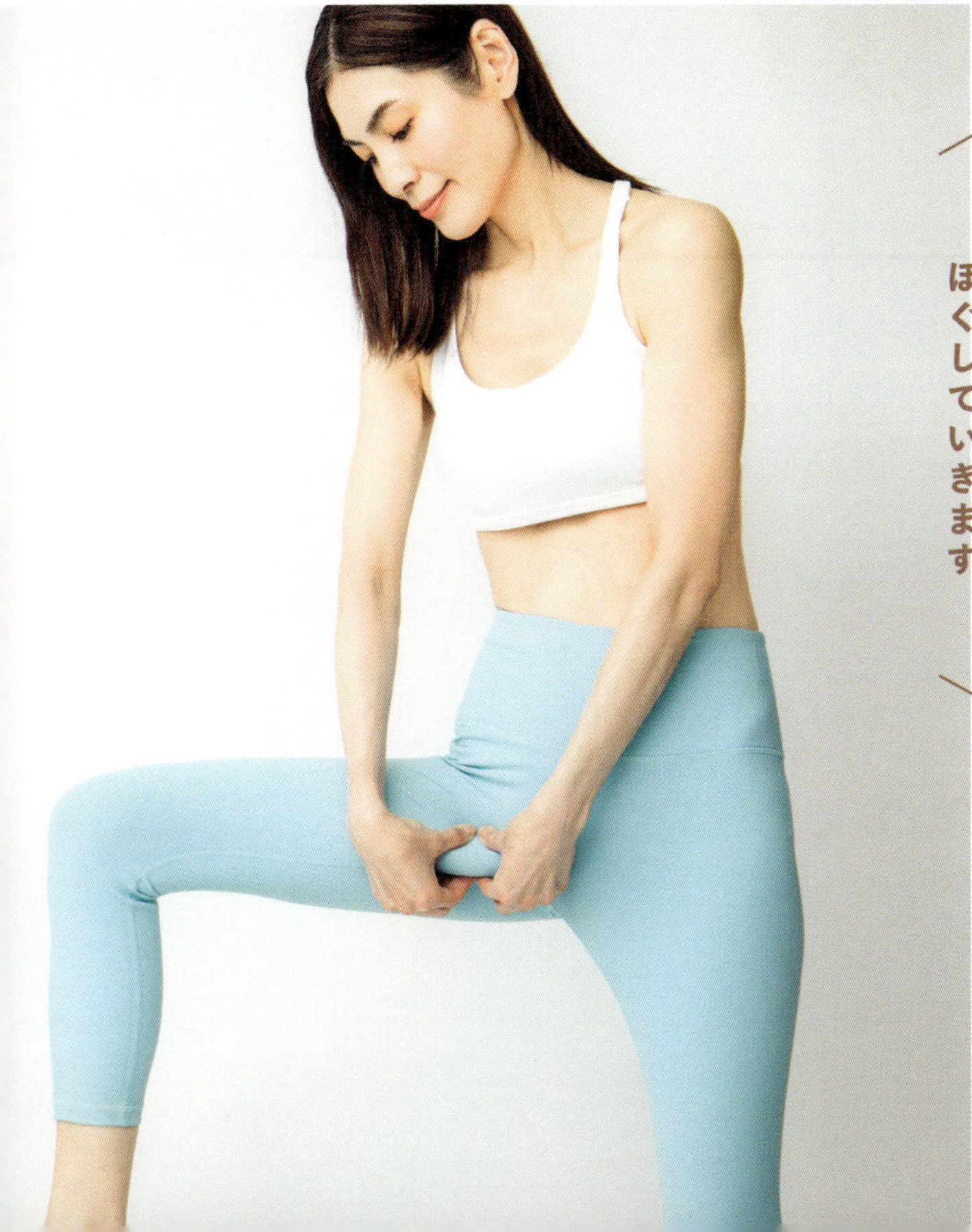

**つまみほぐしは
恥骨筋からスタート！
体の中心から、下半身全体を
ほぐしていきます**

「つまみほぐし」を実践する前にあなたの今の状態をチェックしましょう

「病気というほどでもないけれど、なんだか不調を感じる」。そんな状態が続くと気持ちも暗くなってしまいます。意識していないとすぐに猫背になってしまう、股関節が痛いなどの症状はすでに筋膜と筋肉が癒着していたり、血行不良や骨盤のずれが起きているのかもしれません。癒着が硬く固定してしまう前にケアを始めれば、効果も早く出ます。

気になる人は左表のセルフチェックを行ってみましょう。以前はなかったのに最近気になる……という症状が3個以上あったら、ぜひ恥骨筋とその周辺を触ってみてください。硬い、痛みがあるなどがあれば、硬化している可能性大。次の章から、早速ケアを試してみましょう。

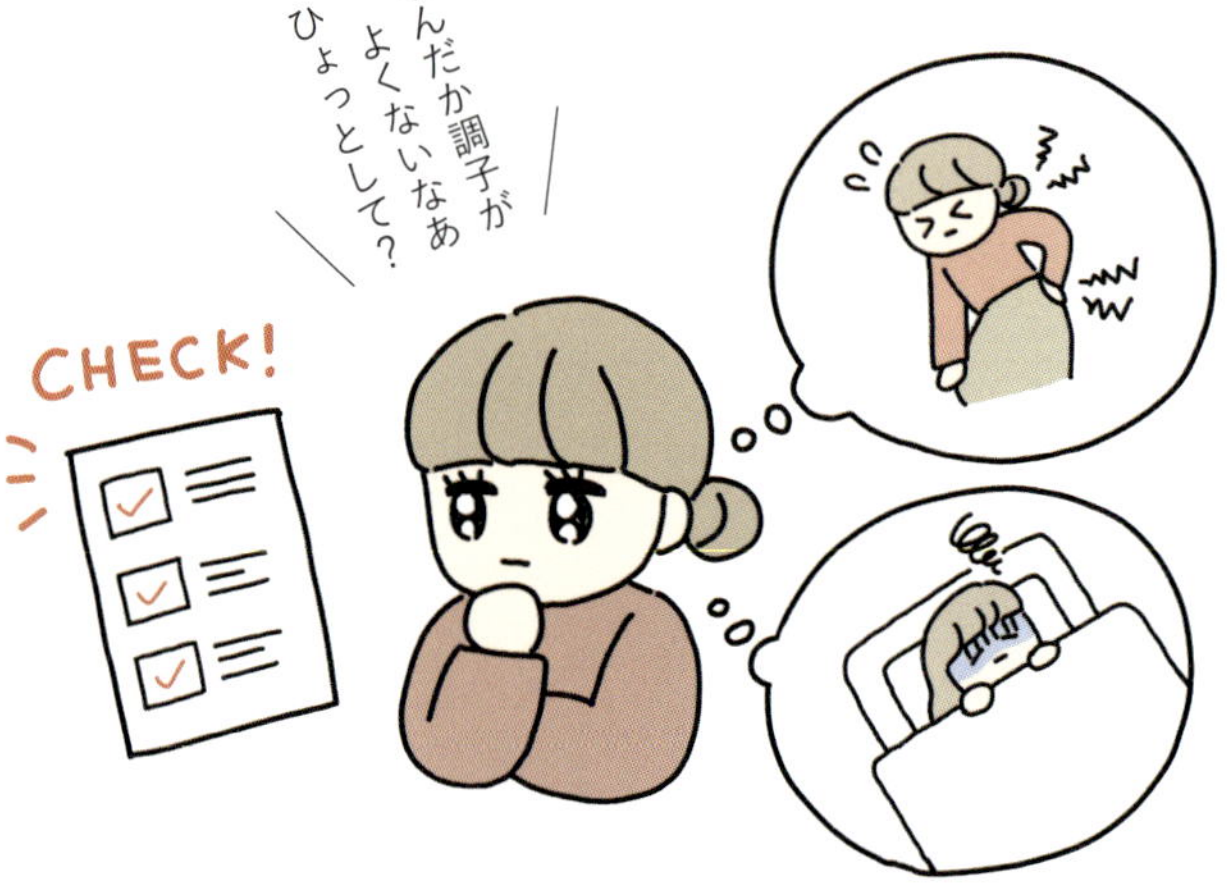
なんだか調子が
よくないなあ
ひょっとして？
CHECK!

筋肉の硬直&ゆがみ度CHECK

3個以上あてはまったら、体のゆがみが
進んでいる可能性アリ!
今すぐ、「つまみほぐし」を試してみましょう。

- □ 最近体が重く感じる
- □ デスクワークで姿勢が悪くなった
- □ 体が硬くなった気がする
- □ 疲れやすい・疲れがとれない
- □ 寝つきが悪い・スッキリ寝覚めない
- □ 運動不足・全く運動しない
- □ 腰まわり・太もも・二の腕に脂肪がつきやすい
- □ 肌の調子が悪くなったように感じる
- □ 婦人科系に不調を感じる・つらい
- □ むくみやすい
- □ 体温が低い・冷え性
- □ よく便秘する
- □ 肩こり・首こりがつらい
- □ 最近、お腹が出てきた

COLUMN

「亀」から埋まった首が出現！サロンであったホントの話①

悩みの駆け込み寺ともいわれるアベシスターのサロン。日夜悩みを抱えた人々が扉をたたきます。

　そんなある日訪れたのは、体中がガチガチに固まり、肩こり・腰痛など全身にこりや痛みがあるAさん。猫背の中に首が埋まって見え、Aさんいわく「亀」のような状態だったそうです。そんなAさんの全身の筋肉の癒着をゆるめていく施術をスタート。姉妹の4本の手でケアした結果、90分後に起き上がったAさんには無事、首が出現しました。

　帰宅後、旦那様に「あれ？首ができてるよ」と驚かれたといいます。

　Aさんは、その後自分でもケアを継続。出現した首をキープしているいま、「首ができた分化粧水の減りが早くなったの。うれしい悩みよ」と笑います。

「悩みから解放されると、急にアクティブになる方も多いんですよ。うまく歩けなかった方が山登りを始めたとうれしそうに報告してくれたり。つらさが消えるだけでなく、前よりハッピーになっていく姿を見るのがいちばんのご褒美です」（Keikoさん）

第 2 章

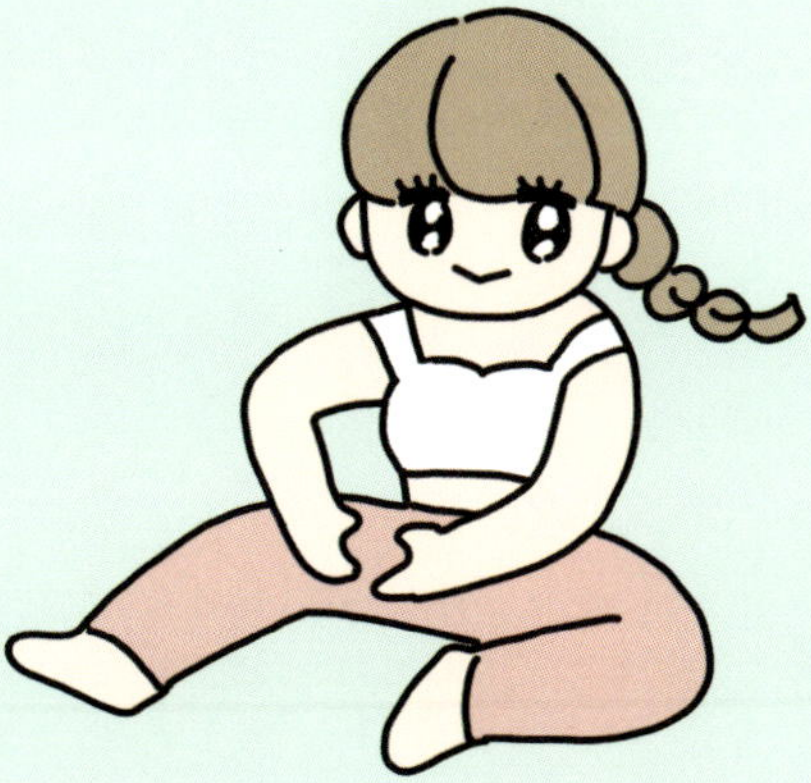

この1分だけでも
体が目覚める！
基本の「つまみほぐし」

硬く縮まった部分をつまみほぐすだけで、
リンパや経絡、ひもづいた臓器が動き出します。
さっそく、今日から始めてみましょう！

リンパの滞りを解消!

基本の「つまみほぐし」はこの3つ

この3つを続けるだけで体が変わっていく!

むくみやたるみ、なんとなく感じる不調など、美と健康に関する悩みは誰でも多少なりと抱えています。そしてその原因の多くは、第1章で詳しくご説明したように、筋膜と筋肉の癒着によって、特に下半身のリンパの流れが滞っていることによるもの。「つまみほぐし」で筋膜と筋肉の間にゆるみを作ることで経絡が整い、「気・血」が勢いよく流れ出して、臓腑が正しく動き出します。リンパも流れ出し、老廃物が排出されます。

その効果がもっとも出やすいのが、股関節周辺のポイントを狙った「つまみほぐし」です。基本となるのが恥骨筋・内もも・坐骨まわりの3ステップ。短時間で行えるので、ぜひ習慣にして続けてみてください。

STEP 1 恥骨筋つまみほぐし

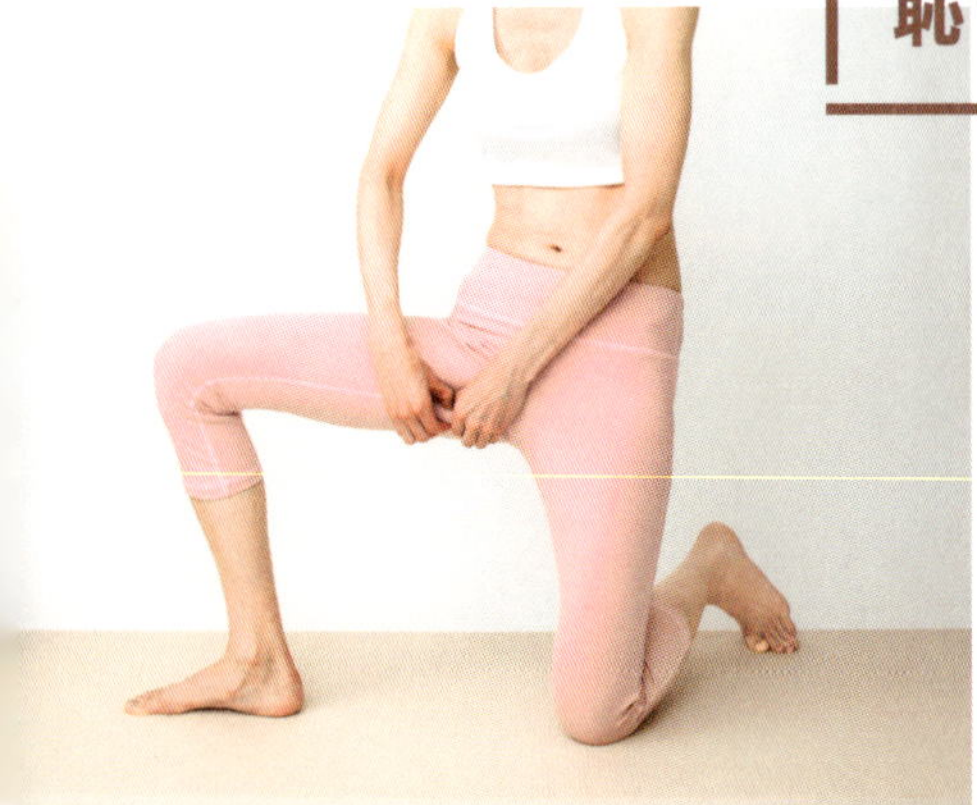

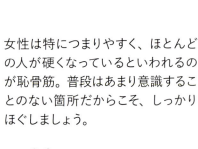

女性は特につまりやすく、ほとんどの人が硬くなっているといわれるのが恥骨筋。普段はあまり意識することのない箇所だからこそ、しっかりほぐしましょう。

→ 38ページ

STEP 2

内ももつまみほぐし

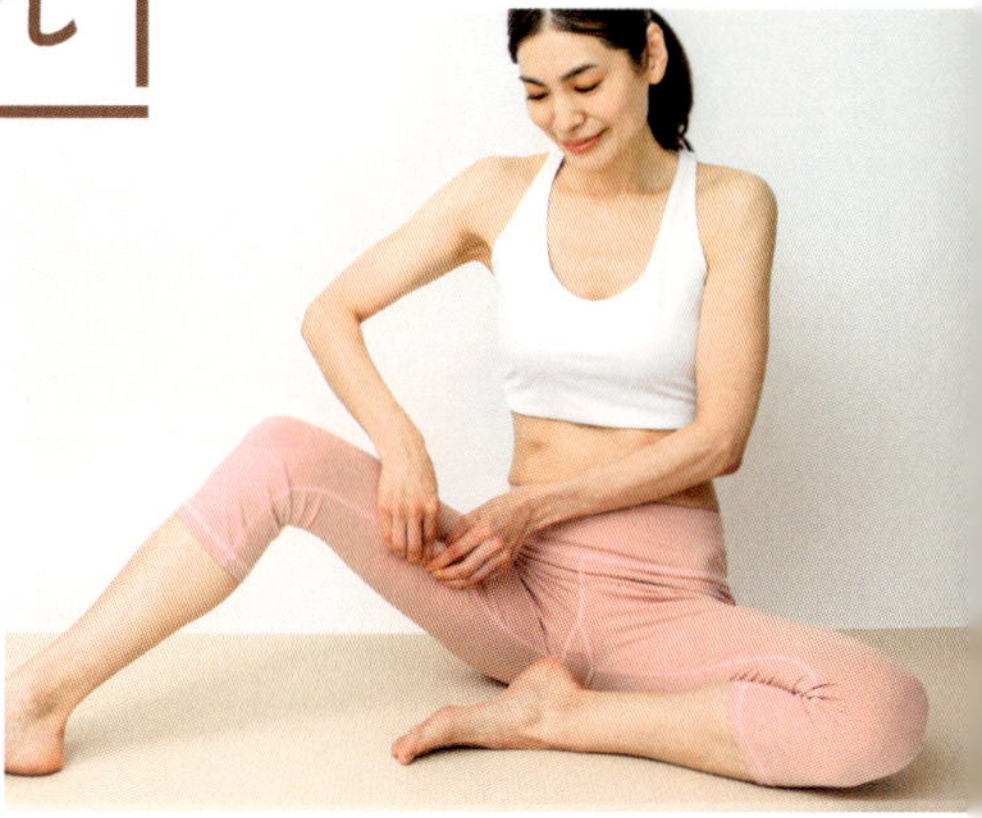

脚を内転させるときに使う内ももの筋肉は、股関節と連携しています。ここをほぐすことで下半身が動かしやすくなり、リンパの流れが改善されるとともに血流もアップします。

→ 44ページ

STEP 3

坐骨まわりつまみほぐし

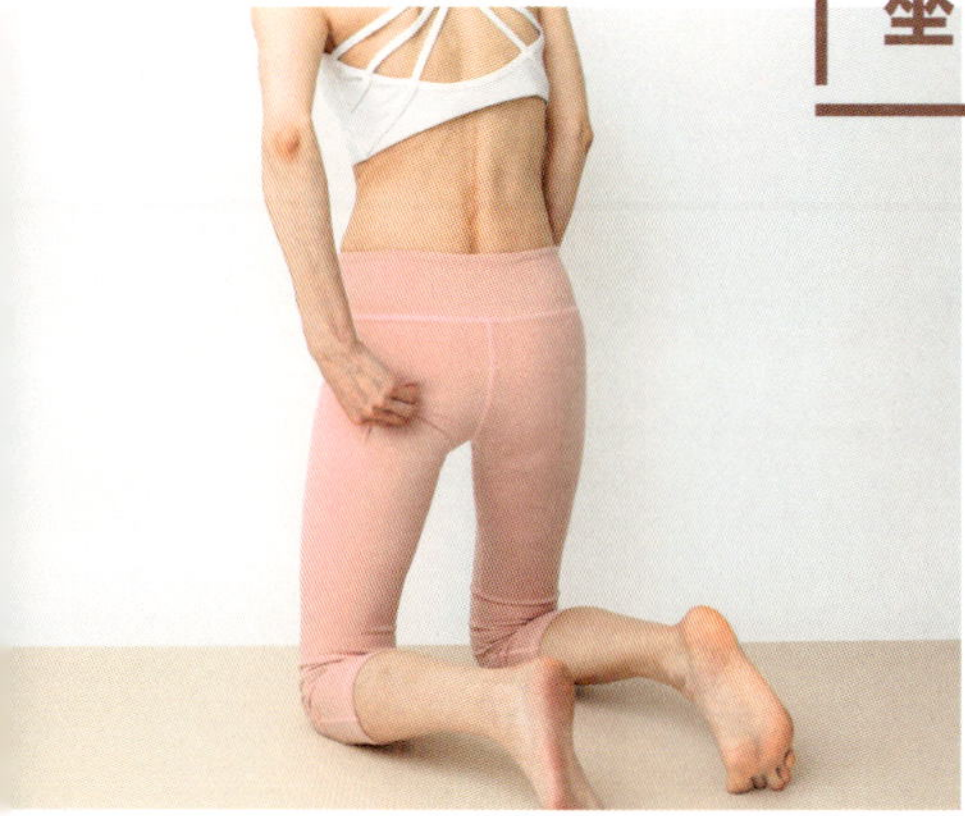

座りっぱなしの状態が続くと、椅子に座ったとき座面にあたる骨＝坐骨の周辺が固まって、近くにある腸や胃にも悪影響が。ほぐして柔らかさを取り戻しましょう。

→ 52ページ

FINISH

最後にリンパ節へ老廃物を流して終了！

→ 58ページ

STEP 1

恥骨筋 つまみほぐし

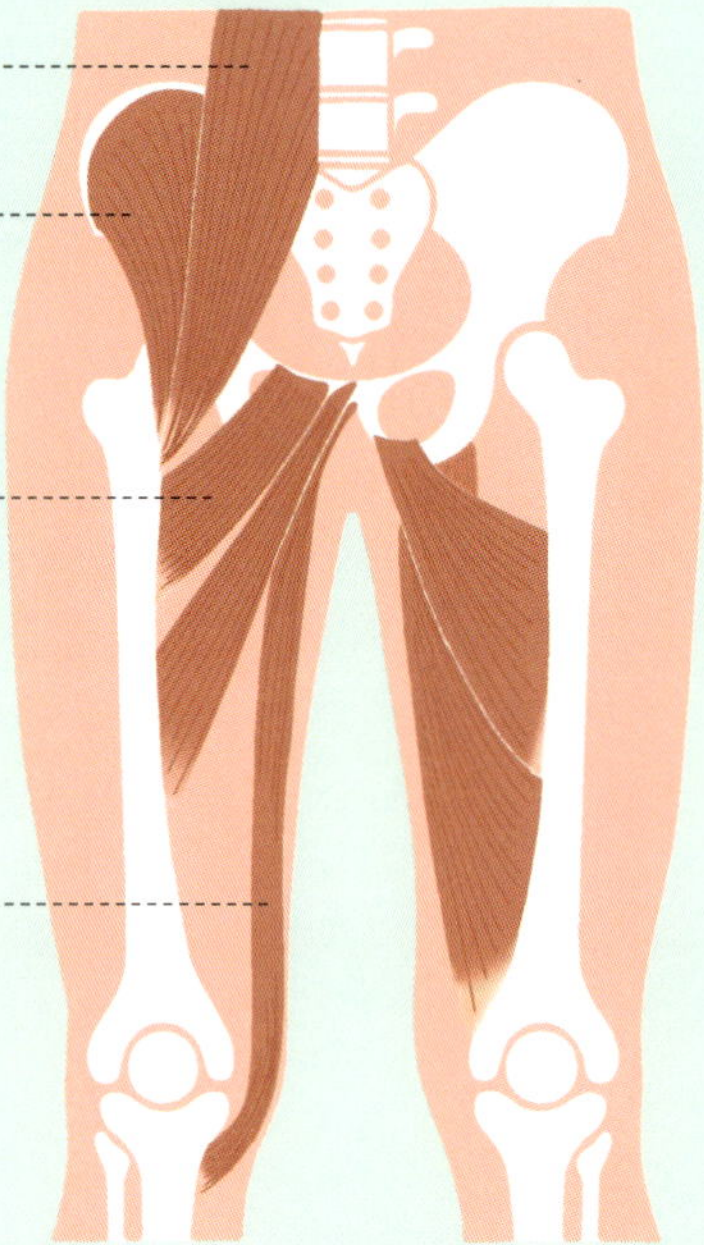

恥骨筋のまわりがほぐれると
さまざまな不調が
改善されます!

これだけでも体が変わる!

恥骨筋まわりの体のコアを
1分でほぐす

日本人のほとんどがガチガチの恥骨筋にアプローチする一番大事なつまみほぐし

恥骨筋は股関節の内側にある筋肉です。女性は特に硬くなりやすく、縮んでしまっている人がほとんど。まずはここからつまみほぐしをスタート。

ここにアプローチできます！

ほぐす筋肉 … 大腰筋　腸骨筋　恥骨筋　薄筋

流れる経絡 … 脾系　肝系　腎系

流し込むリンパ節 … そけいリンパ節

こんな不調に … ゆがみ　むくみ　便秘　婦人科の悩み　腰痛　ひざ痛

つまみほぐしポイント

- ☑ 体を支え、下半身の動きの要となる重要な筋肉が恥骨筋
- ☑ 筋膜の癒着がやわらいで、下半身が動かしやすくなった、という人も
- ☑ 恥骨筋つまみほぐしは骨盤内にある筋肉のマッサージにもつながる

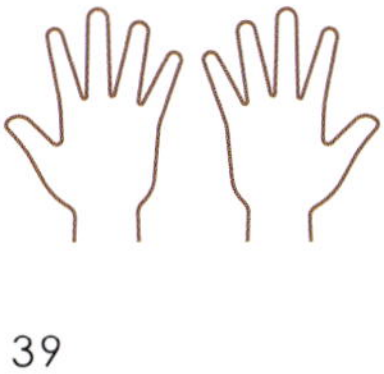

両手を使ってつまみほぐし！

1. 恥骨筋の裏に、指を4本入れる

床に左ひざをつき、右ひざを曲げて右足を床につける。内ももの付け根にある恥骨筋の内側に左手の親指以外の4本の指を差し入れる。

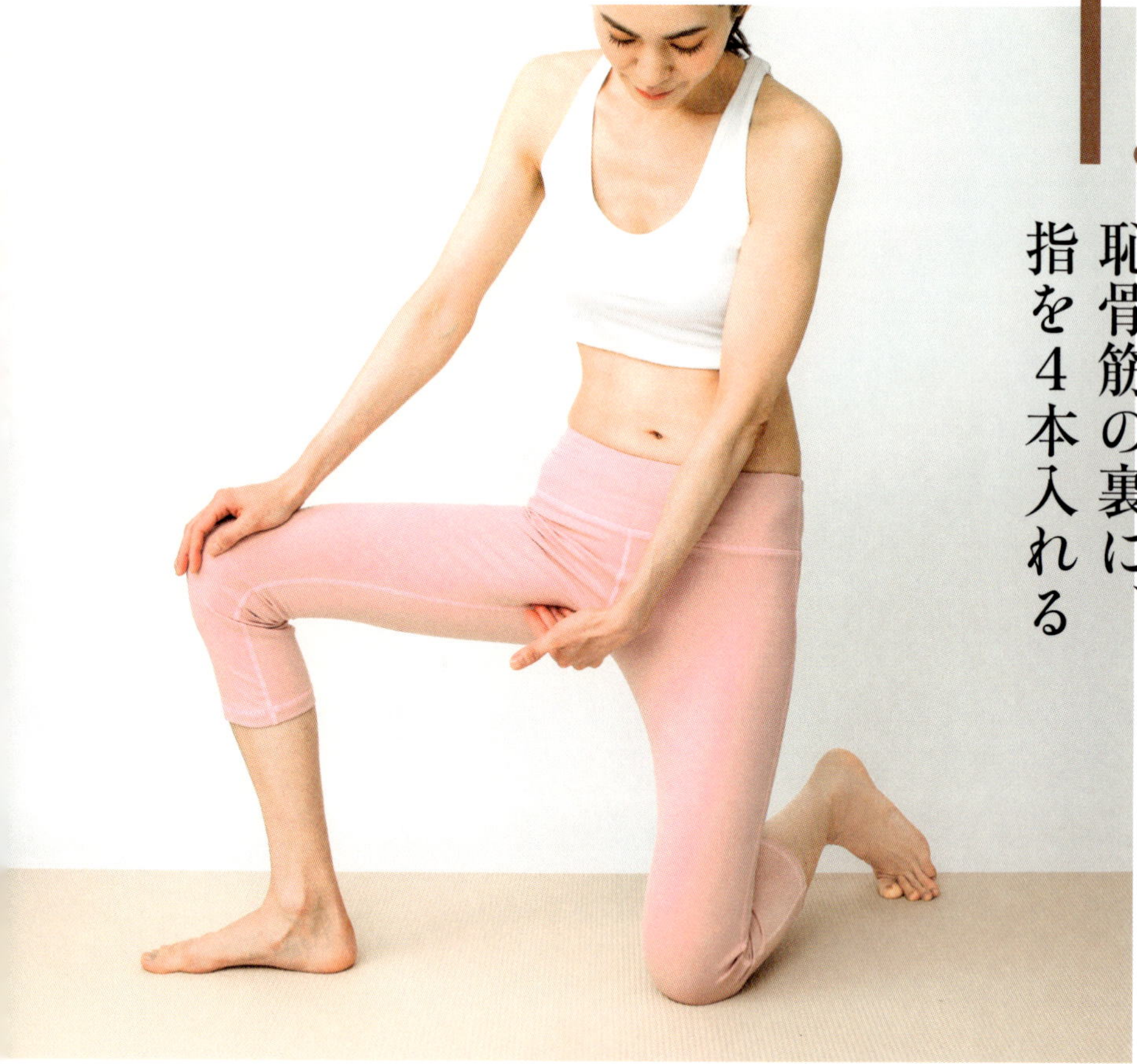

内ももの付け根にある
コリコリとした筋が恥骨筋！

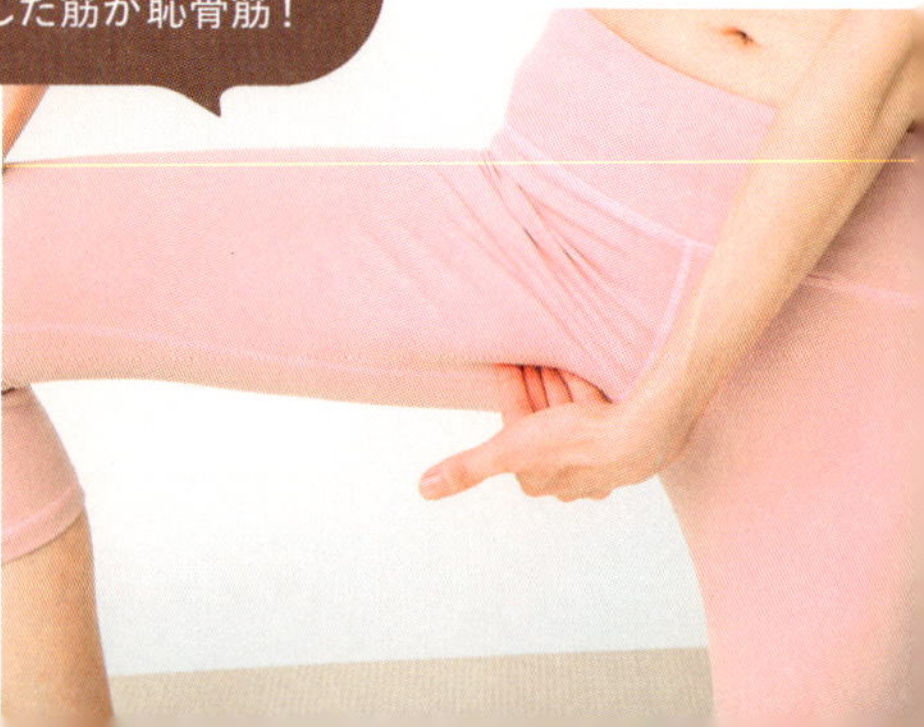

→ 骨盤と太ももの骨をつなぐようにあるのが恥骨筋。太ももを内側に引き寄せるときなどに使われるインナーマッスル。

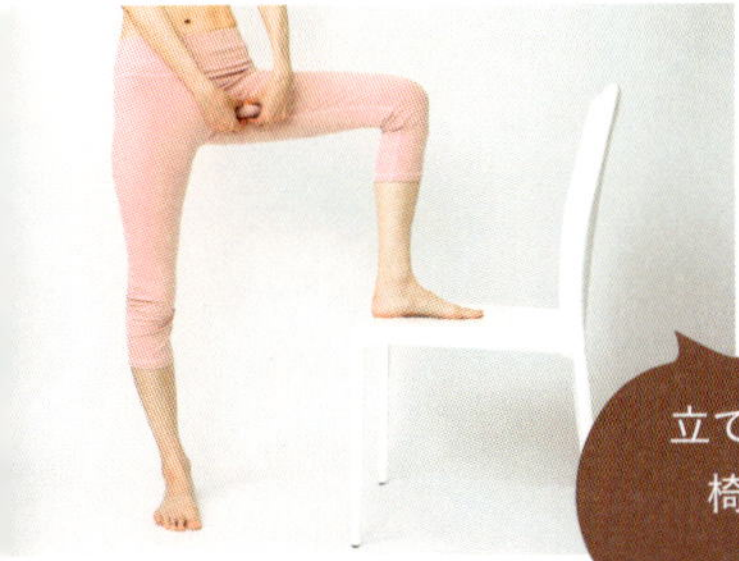

← 恥骨筋は、内ももの筋肉の中でも最も脚の付け根に近いところにある筋肉。触ってみて筋状の筋肉を感じたら、それをつかんで！

立てひざがキツければ
椅子に足をのせて
行ってもOK！

2.

恥骨筋をしっかりとつまみ、グーッと5秒間、念入りに圧をかける

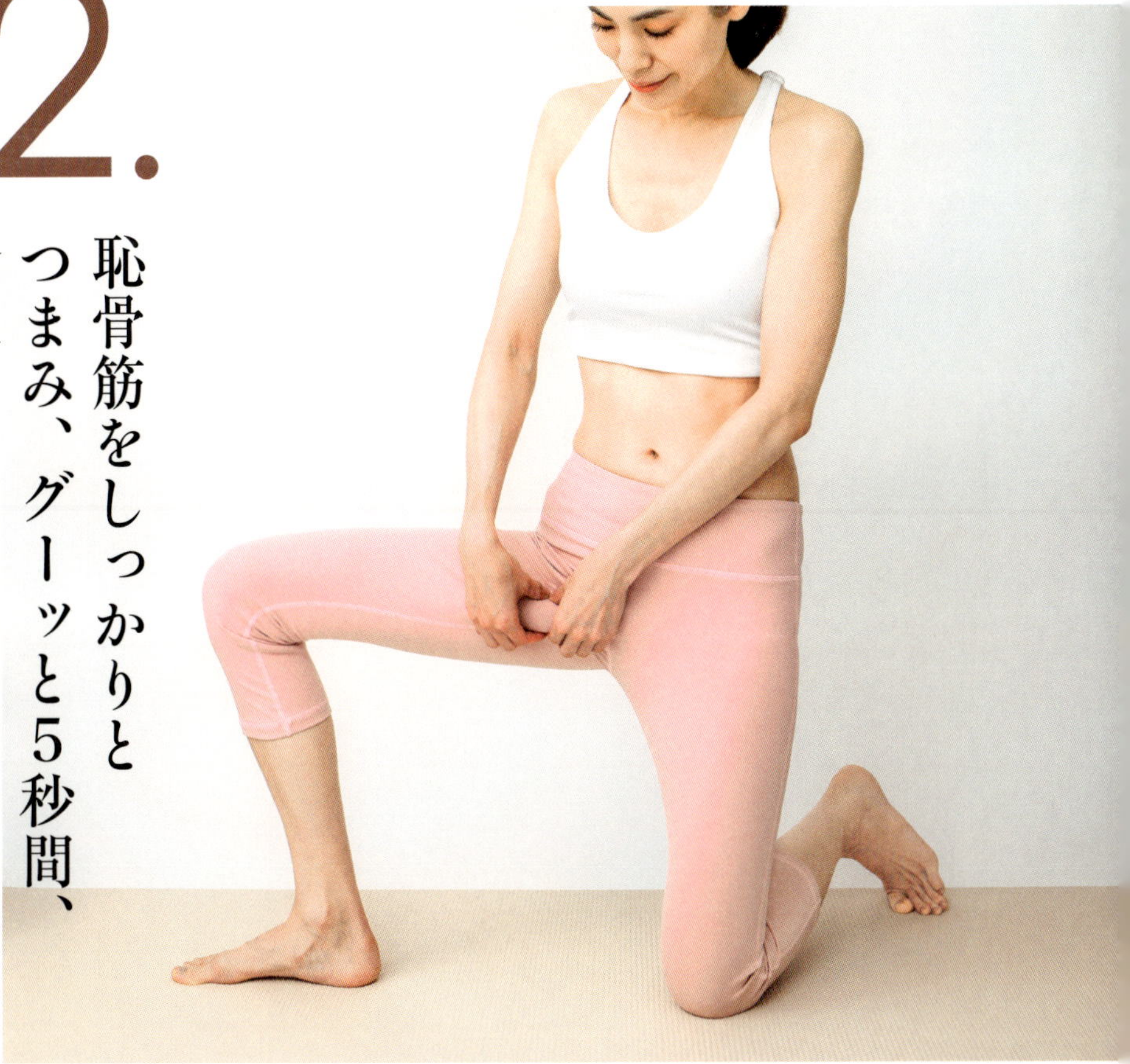

右手の指も差し入れて、恥骨筋を両手でしっかりとつまむ。親指とほかの4本の指ではさむようにして力を入れ、5秒間圧をかける。

3. つまんだ部分を上下に動かして5回ゆらす

5回

2で圧をかけたあと、両手でつまんだ部分をさらに上下の方向に動かして、5回ゆらす。ゆっくりていねいにほぐしていく。

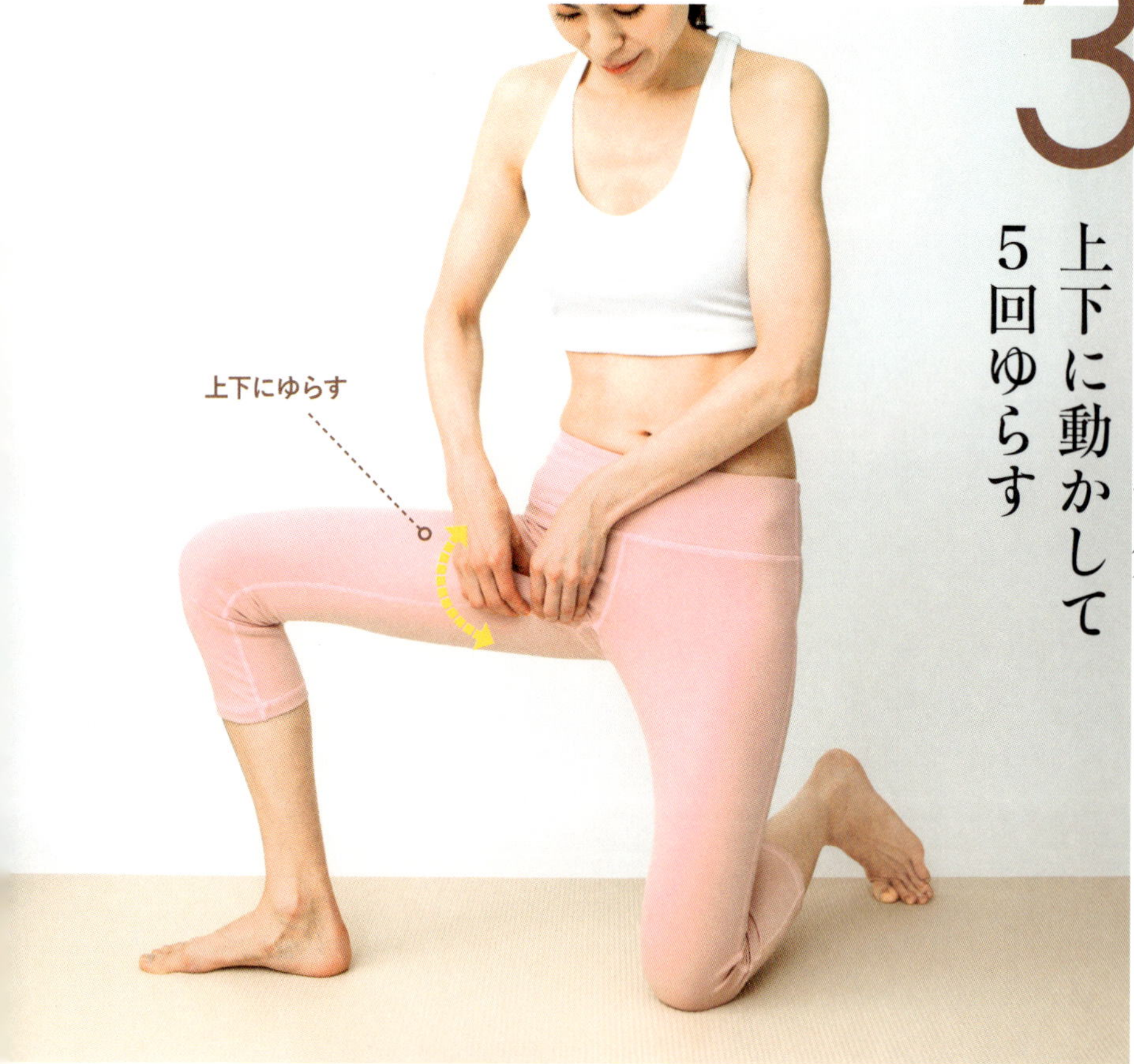

しっかりつかんで
プルプル！

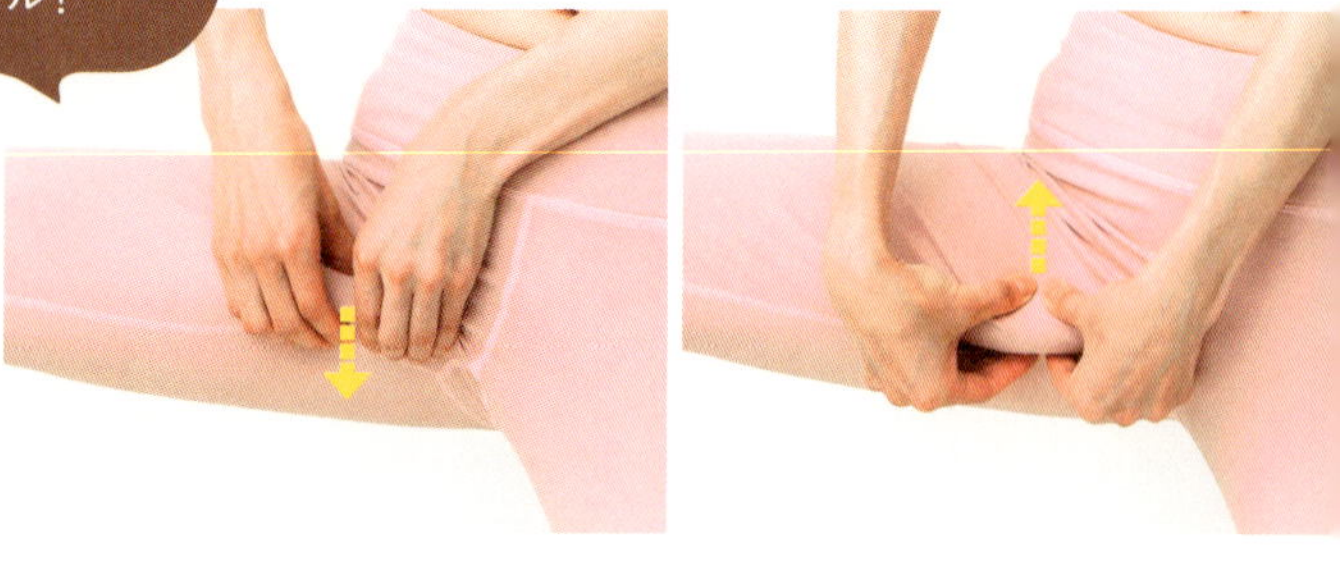

→ 恥骨筋を離さないように、両手の指でしっかりとつまみ、つまんだ部分を上下に動かすようにしてゆらす。

POINT

恥骨筋より奥にある 腸骨筋をつまむのも効果大

恥骨筋よりさらに奥には、上半身と下半身をつなぐ腸骨筋の端がある。ここも老廃物がたまったり、筋膜がくっついて硬くなっている人が多いので、ほぐしてゆるめるだけで体調がよくなることも。

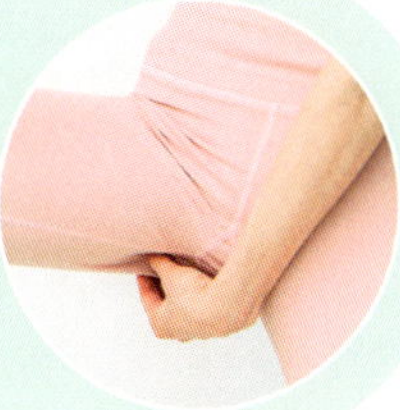

4.

つまむ位置をお尻の方向へ少しずつずらし、同様につまんで、ゆらす

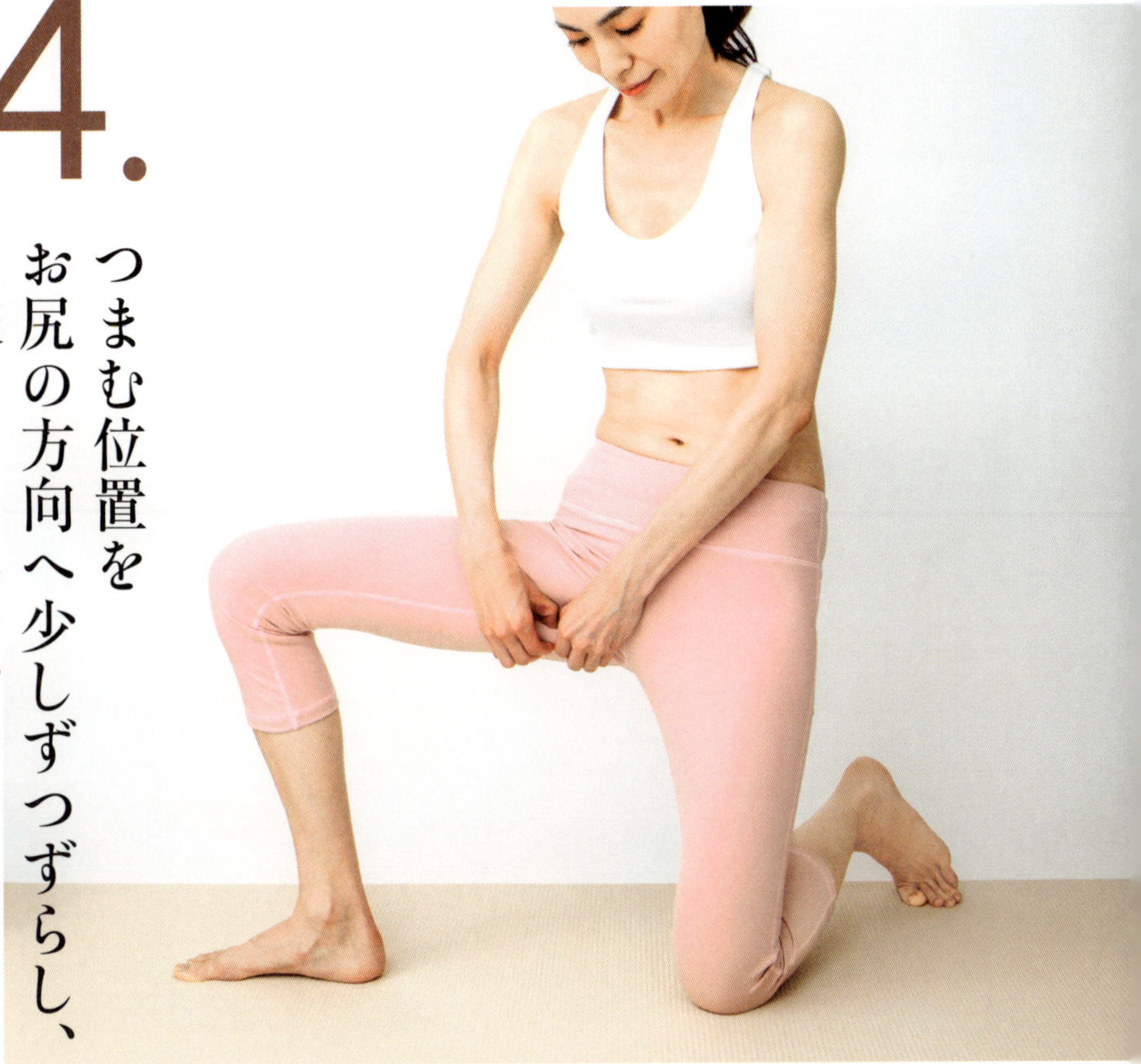

5回

つまむ位置をお尻の方向へ向かって少しずらし、**1**～**3**を行う。さらに奥にずらしてつまみ、3カ所に分けて行う。反対側も同様に。

STEP 2

内もも
つまみほぐし

加齢とともにいつの間にか
衰える内ももの筋肉。
血流をアップさせることで
動かしやすくなり、脚のむくみもとれる！

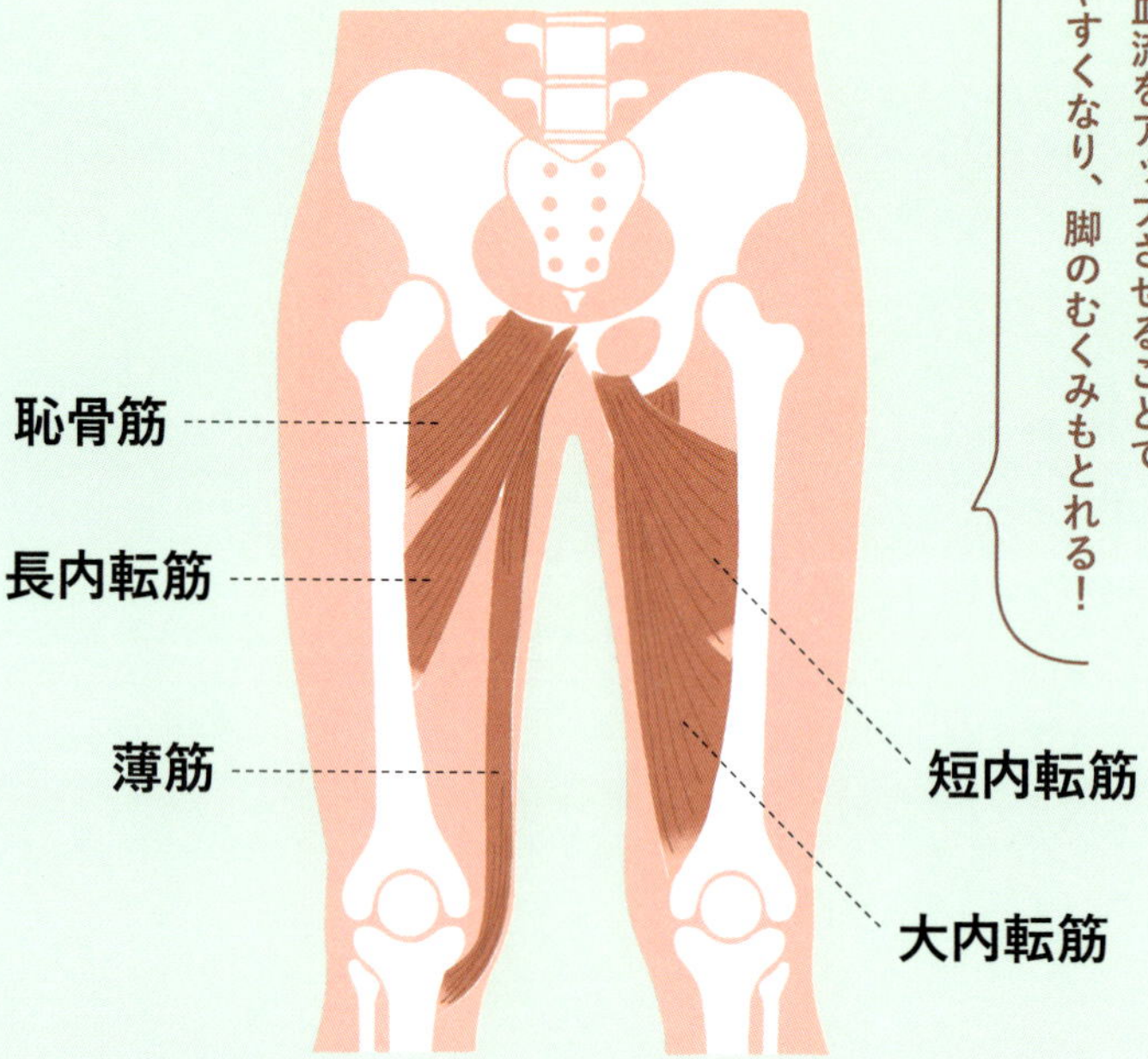

日常生活ではなかなか動かさない
内ももの筋肉を
まんべんなくほぐしていく

たるんでいる人多し！
内ももをほぐして筋肉に活を入れよう

内ももの筋肉は普段の動きではあまり使われないため、たるんだり血流が滞って痛みが出たりしがち。しっかりほぐして引き締めましょう。

ここにアプローチできます！

ほぐす筋肉…恥骨筋　長内転筋　薄筋　短内転筋　大内転筋

流れる経絡…脾系　肝系　腎系

流し込むリンパ節…膝窩リンパ節

こんな不調に…むくみ　足が太い人　ひざ痛　足首が硬い人

つまみほぐしポイント

- ☐ ひざ上から脚の付け根まで内もも全体を、まんべんなくほぐす
- ☐ つまみにくければ、はじめは肉をがっつり分厚くつかむようにしてもOK
- ☐ ていねいにしっかりゆらすことで細胞が活性化される

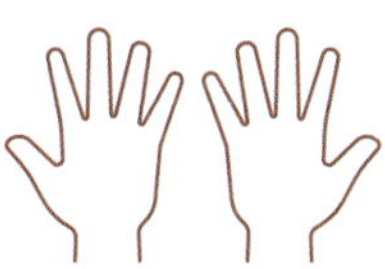

両手を使ってつまみほぐし！

このつまみほぐしでは、ひざのすぐ内側から始める。両手の指でつまんで3秒間圧をかけ、上下に動かして5回ゆらす動作を、5～6カ所に分けて行っていく。

はじめに
CHECK!

太ももの内側を、5~6カ所に分けてじっくりほぐす

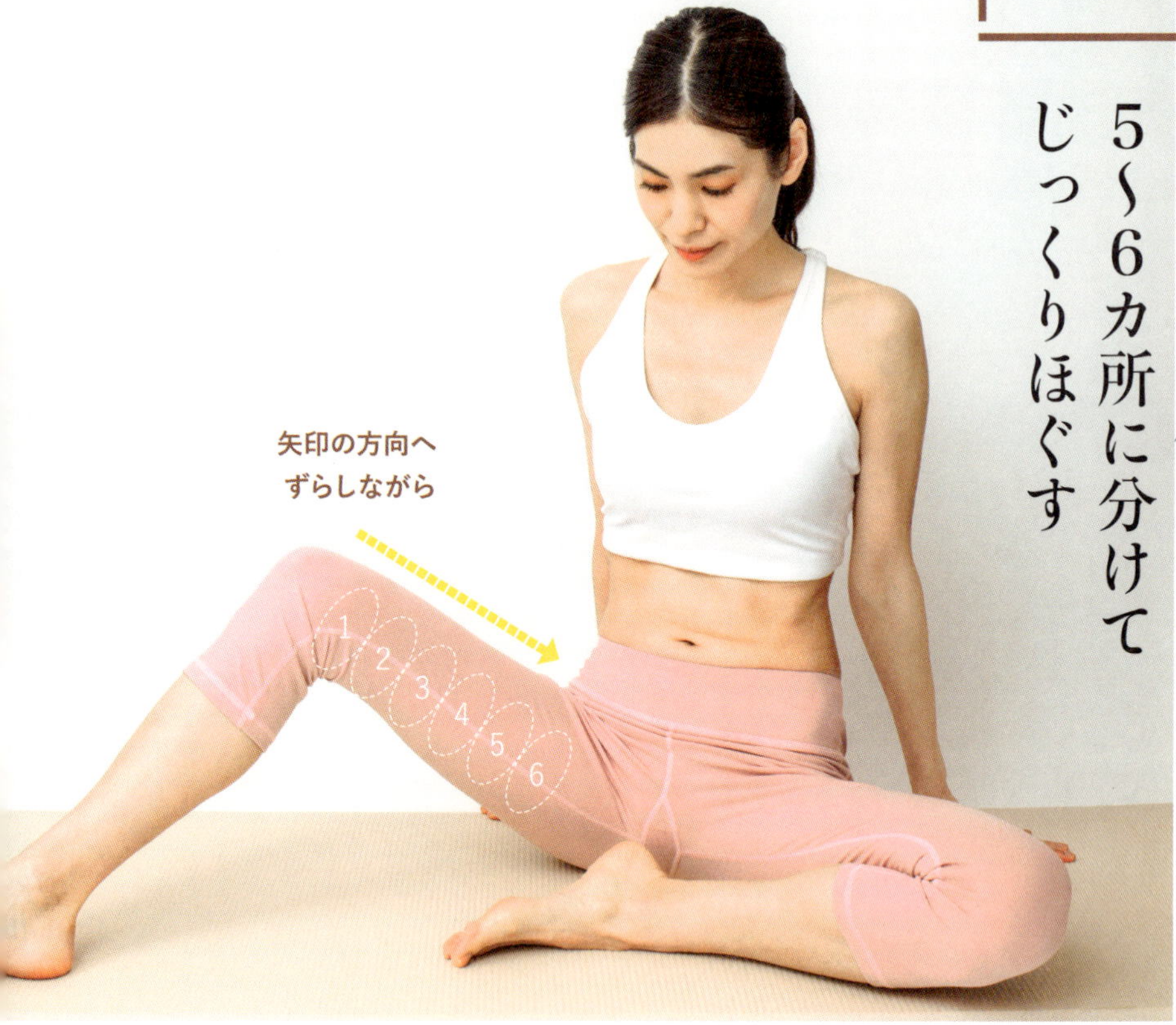

POINT

内もも（内転筋群）は、1つの筋肉じゃない！

一般的に「内もも」と呼ばれているのが内転筋群。まとまった1つの筋肉ではなく、恥骨筋・長内転筋・薄筋・短内転筋・大内転筋の5つで構成されている（イラスト内の濃い色の部分）。

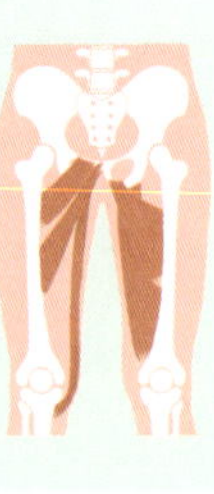

POINT

ひざの内側には薄筋の付け根がある

薄筋は、恥骨の下からすねの骨まで繋がる、細長い筋肉（イラスト内の赤い部分）。股関節や膝関節の動きに関与している。細長い薄筋の一方の端が、ひざのすぐ内側あたりになる。

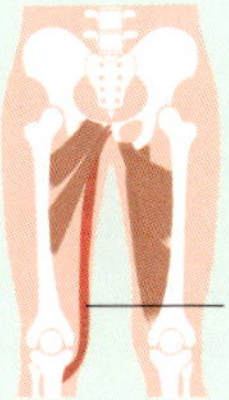

1.

ひざのすぐ内側の筋肉をつまんでゆらす

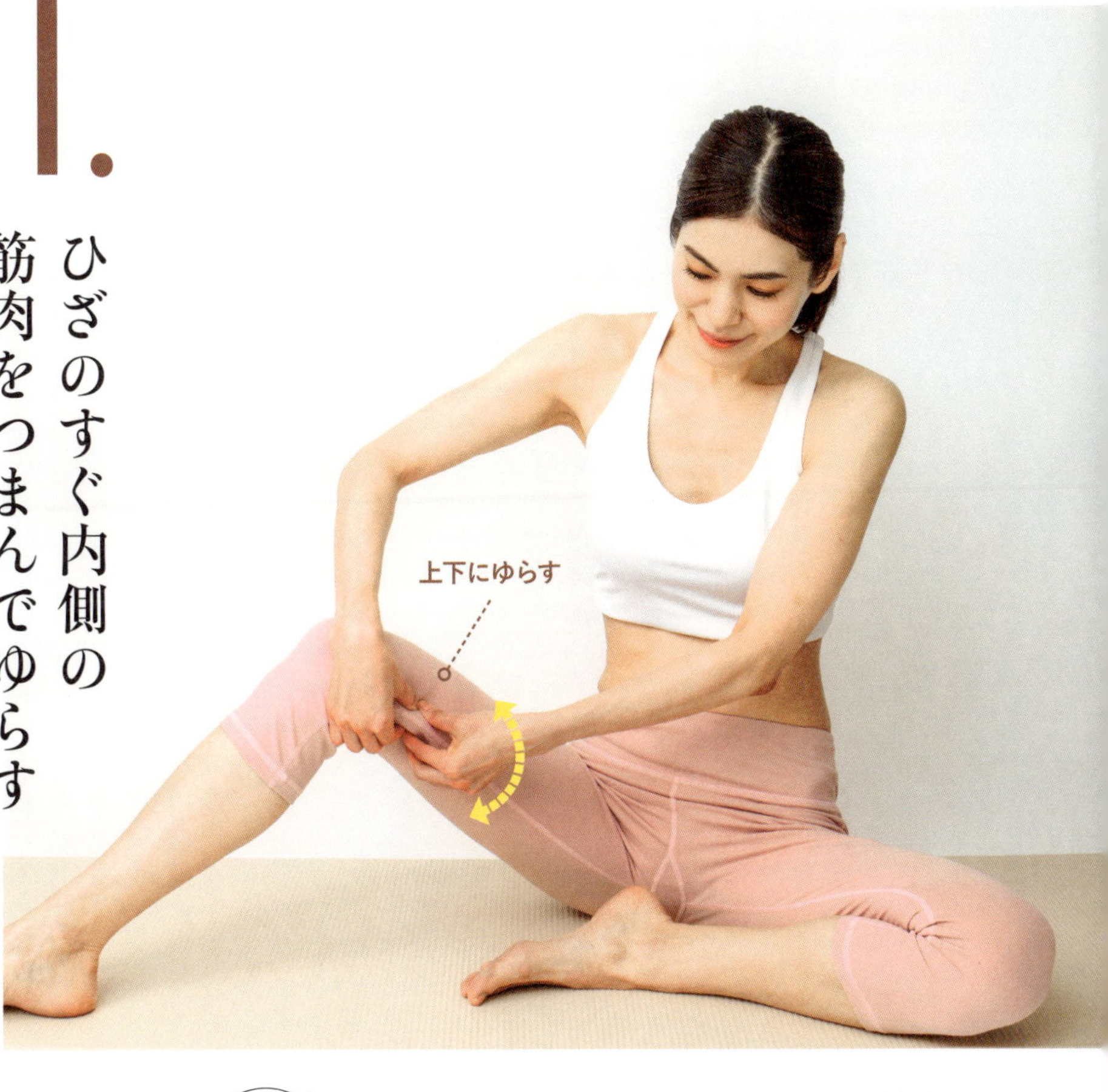

5回

太ももの内側のひざのすぐ下あたりの筋肉を、両手の指でつまんで3秒間圧をかけ、上下に動かして5回ゆらす。

5
回

1でつまんだ場所から少し股関節側に位置をずらし、両手の指でつまんで3秒間圧をかけ、上下に動かして5回ゆらす。

2. 股関節方向に進み、大内転筋を意識してほぐす

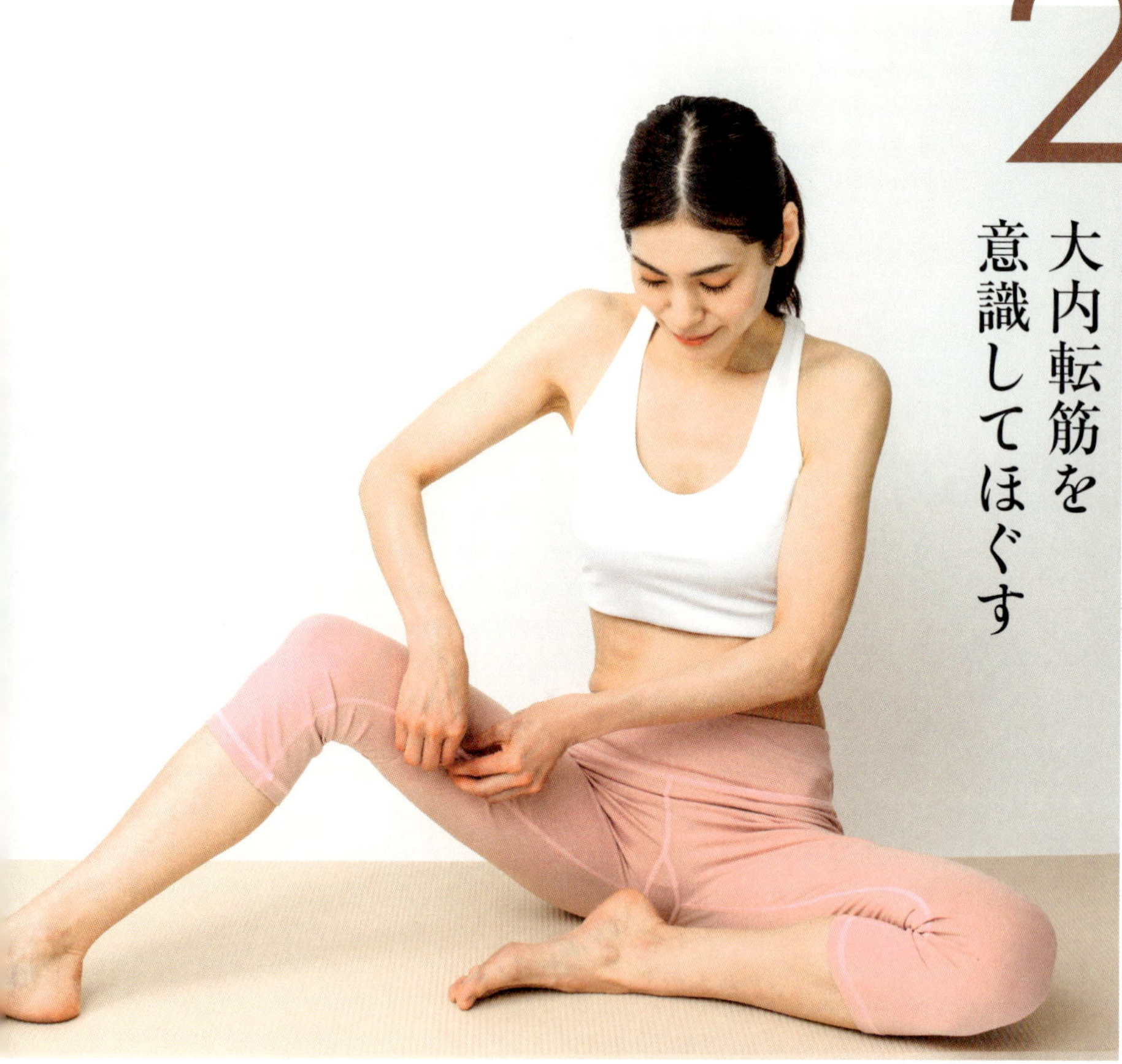

筋肉をしっかりつかんで
上下にパタパタ

→ 薄筋の少し上に位置するのが大内転筋。股関節の動きに関わるほか、骨盤を支えたり、立つ姿勢を保つ働きもある。

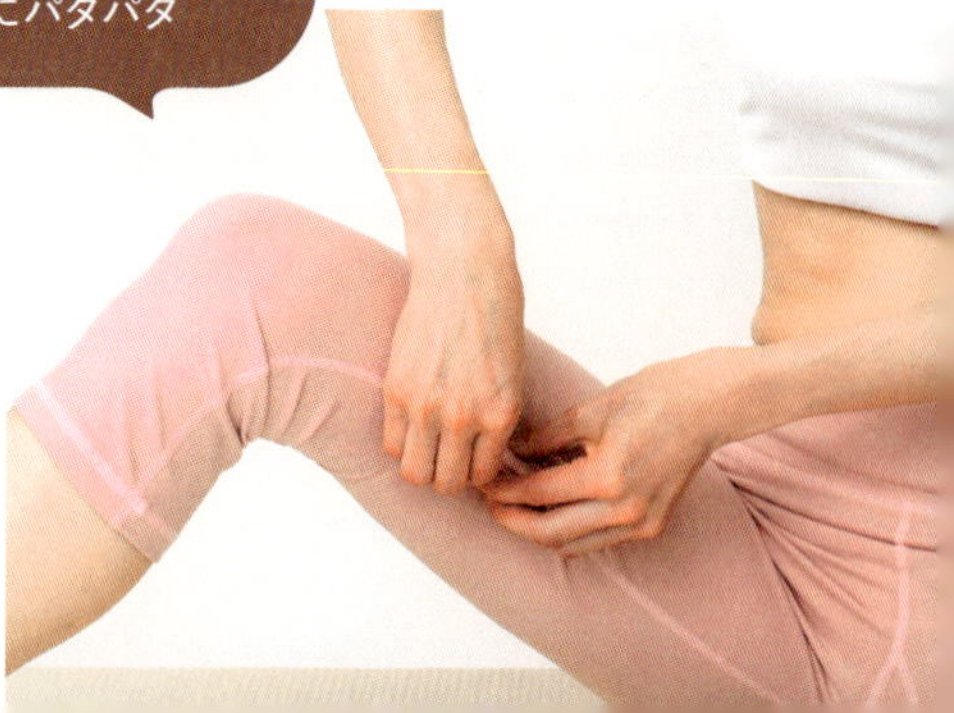

POINT

内転筋群のなかでもっとも前方にあるのが長内転筋

長内転筋は、内転筋群のなかで一番前方に位置する筋肉（イラスト内の赤い部分）。内転の働きに関わるほかに、屈曲作用もあり、歩くとき足の蹴り出しから足を前に振り出すときに働く。

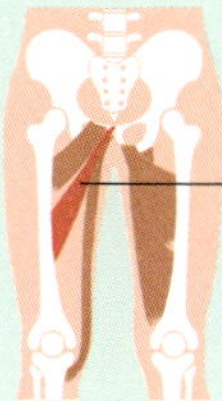

3.

2より内側に進み、長内転筋を意識してほぐす

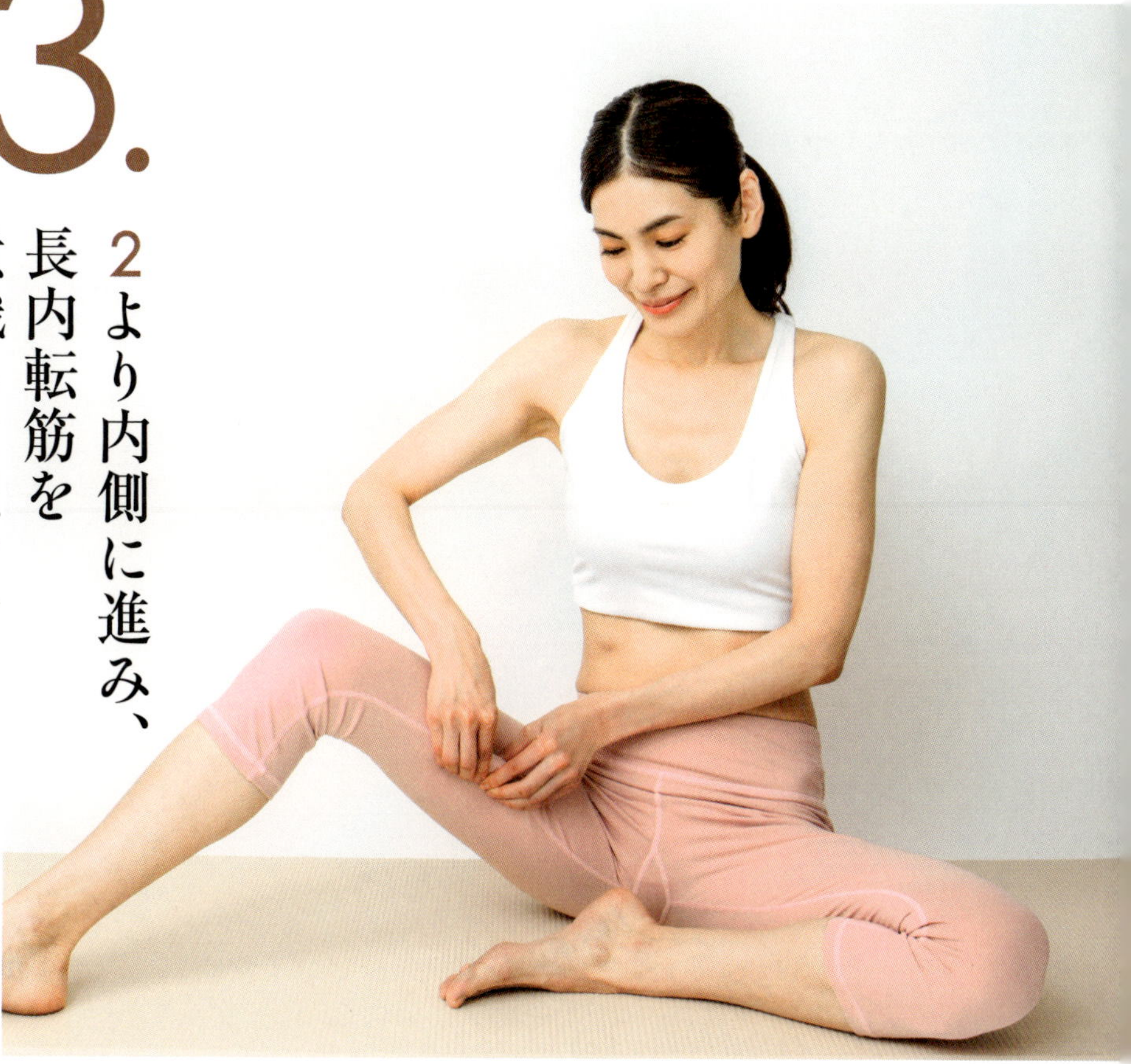

5回

2でつまんだ場所からさらに少し股関節側に位置をずらし、両手の指でつまんで3秒間圧をかけ、上下に動かして5回ゆらす。

5
回

さらに少しずつ股関節側に位置をずらし、つまんで3秒間圧をかけ、5回ゆらす動きを脚の付け根まで繰り返す。

4. さらに内側に向かい、脚の付け根までじっくりほぐす

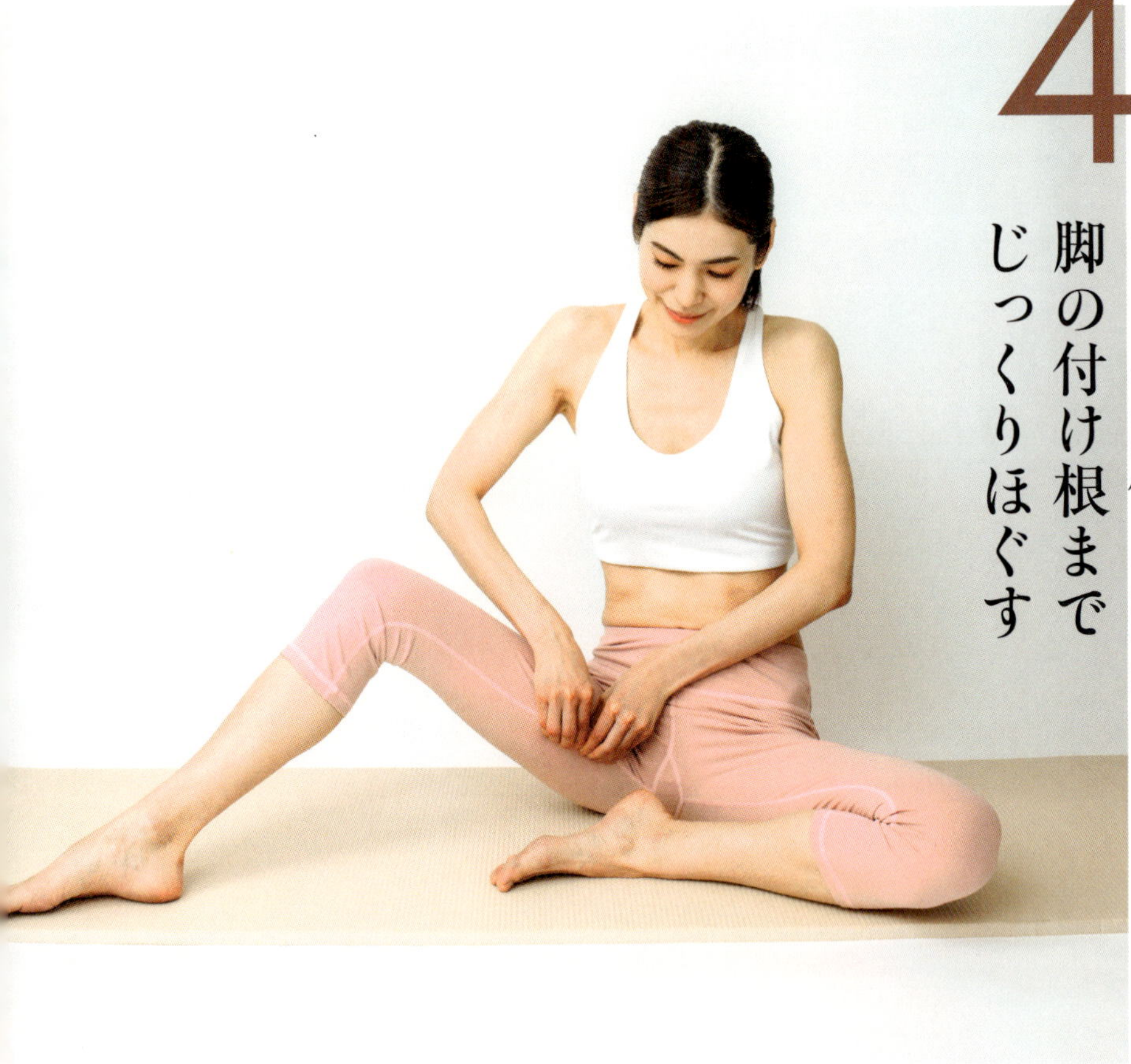

POINT

内転筋群を股関節に向かって順にほぐしていくのがポイント

内転筋群は3の長内転筋から股関節に向かって、短内転勤、恥骨筋の順に並んでいる。ひざから股関節へ向かってずらしながらほぐすことで、内転筋群全体にアプローチできる。

POINT

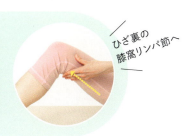

ほぐしたあとは老廃物をリンパ節へ！

体内にいくつもあるリンパ節は、ゴミ箱のようなもの。ほぐして出た老廃物は、リンパの流れにのせてリンパ節まで運び、そこから排出することで一連の動きが完了する。

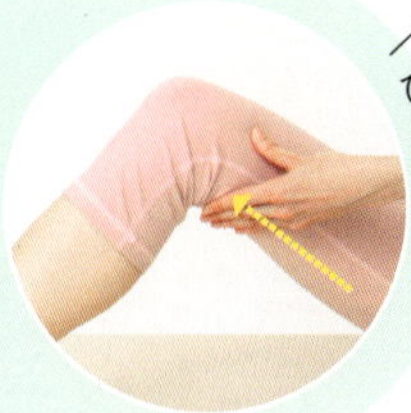
ひざ裏の
膝窩リンパ節へ

仕上げのリンパ流し

脚の付け根からひざに向かってさすり、リンパを流す

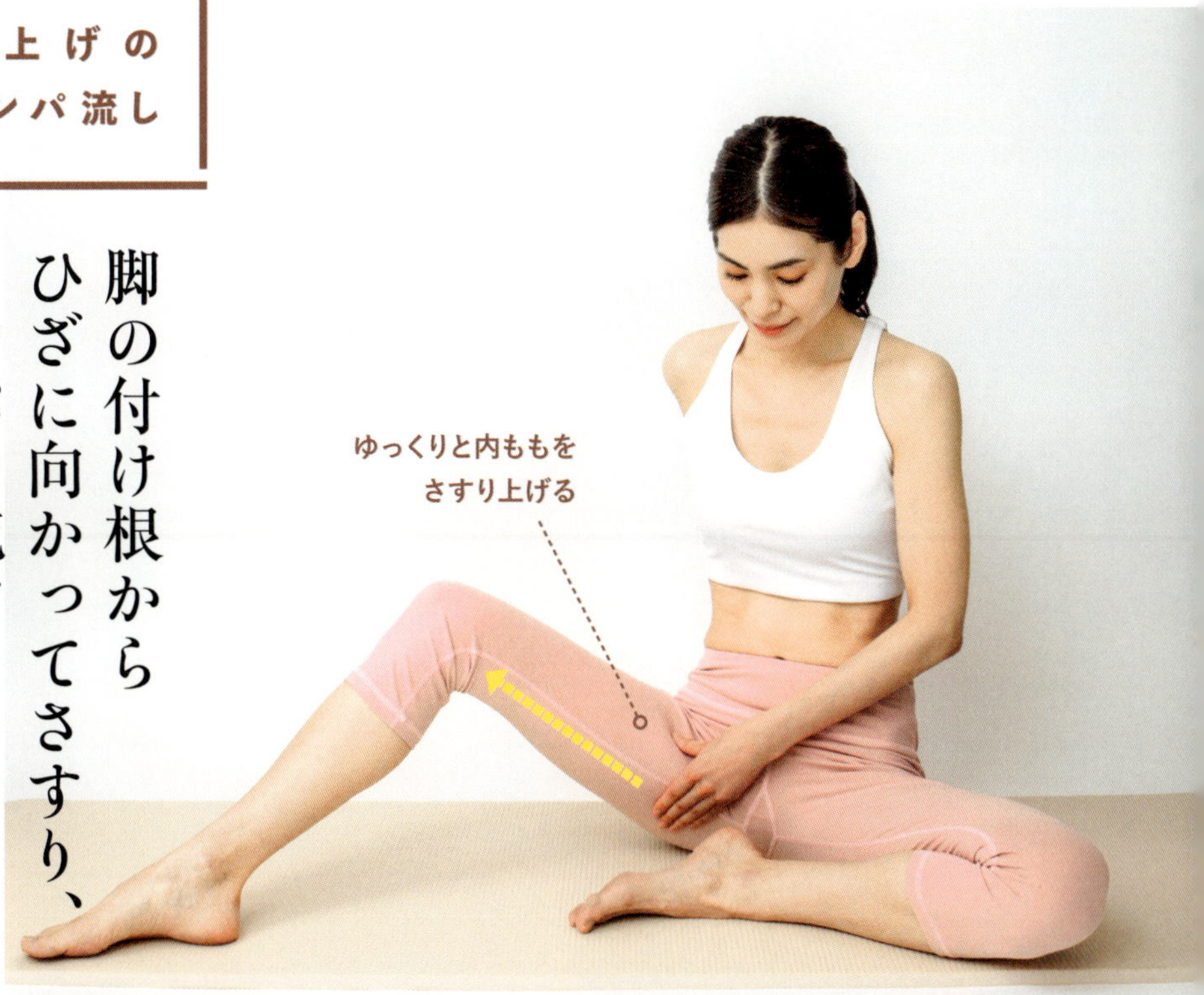
ゆっくりと内ももを
さすり上げる

5回

最後に、ほぐしたのとは逆の方向に、脚の付け根からひざへ向かって、手のひら全体でゆっくり5回さすり上げる。反対側も同様に。

STEP 3

坐骨まわり つまみほぐし

デスクワークが続いている人は要チェック！ お尻がガチガチに固まっていませんか!?

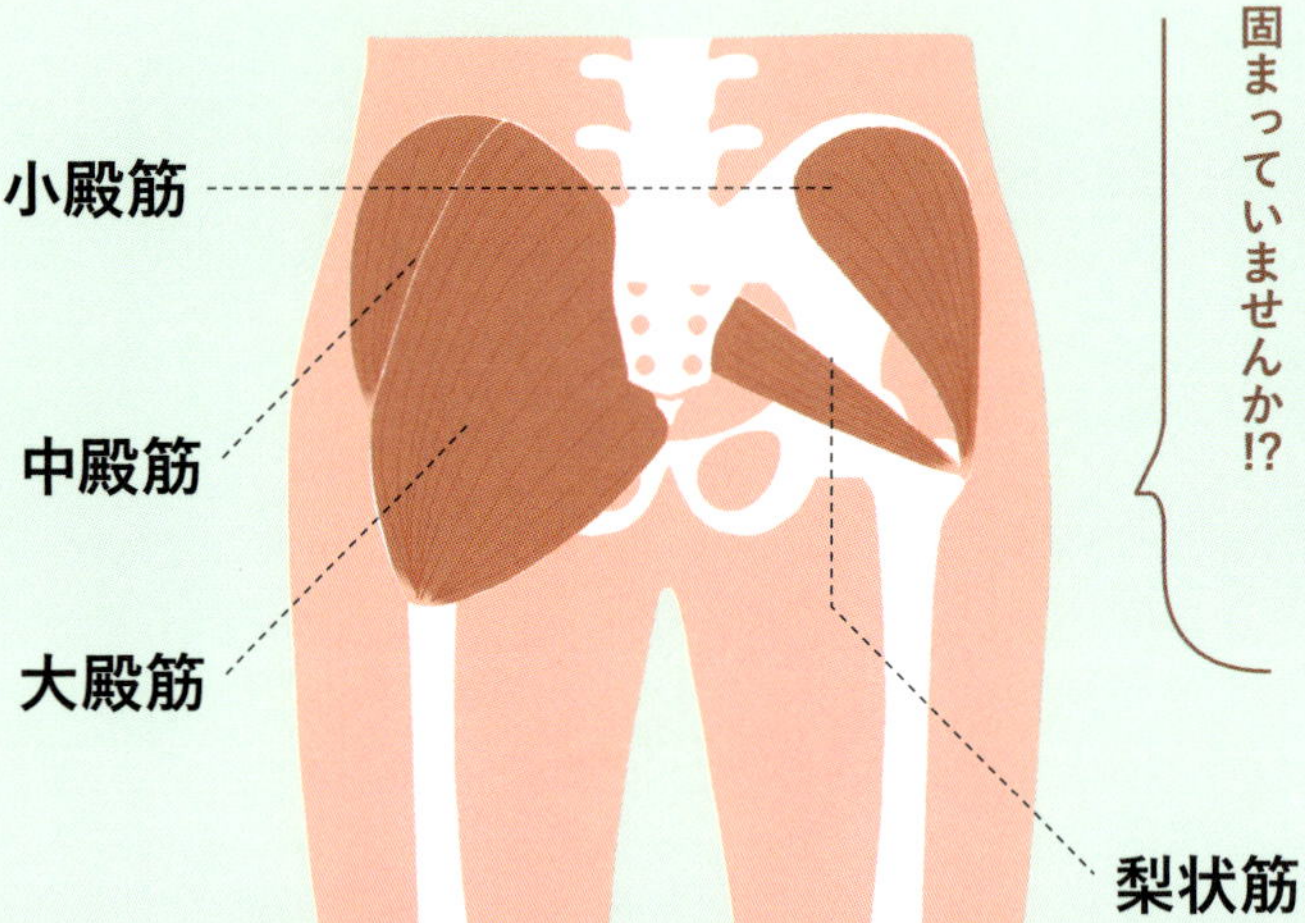

硬くなってしまった**お尻の筋肉**を
つまんで、ほぐして、
しなやかさを取り戻す！

硬いお尻は腰痛の原因にも
柔らかくなれば美尻も夢じゃない！

オフィスでも家でもほとんど椅子に座って過ごすという人のお尻は硬いはず！　お尻をほぐすとリンパが流れ出し、前側のお腹まわりの不調も改善されます。

ここにアプローチできます！

ほぐす筋肉 … 小殿筋　中殿筋　大殿筋　梨状筋

流れる経絡 … 胃系　胆系　腎系

流し込むリンパ節 … そけいリンパ節

こんな不調に … 便秘　お腹が張る　ガスがたまる　腰痛　むくみ　お腹のぜい肉

つまみほぐしポイント

- ☑ まずは坐骨を探して、そのまわりにしっかりアプローチ
- ☑ お尻は大きく、厚みがあるのでパーツに分けてほぐしていく
- ☑ はじめはやりにくくても、続けるとほぐれてつまみやすくなる

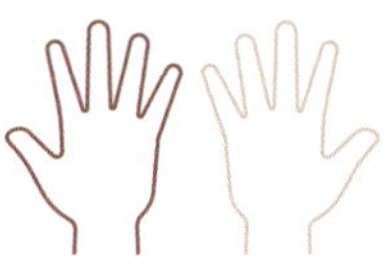

片手を使ってつまみほぐし！

坐骨はその名の通り、座るためにある骨。座りっぱなしの姿勢が続くとそのまわりが固まってしまいがちなので、小分けにしてほぐしていく。

はじめに
CHECK!

坐骨のまわりを左右各3カ所に分けてほぐす

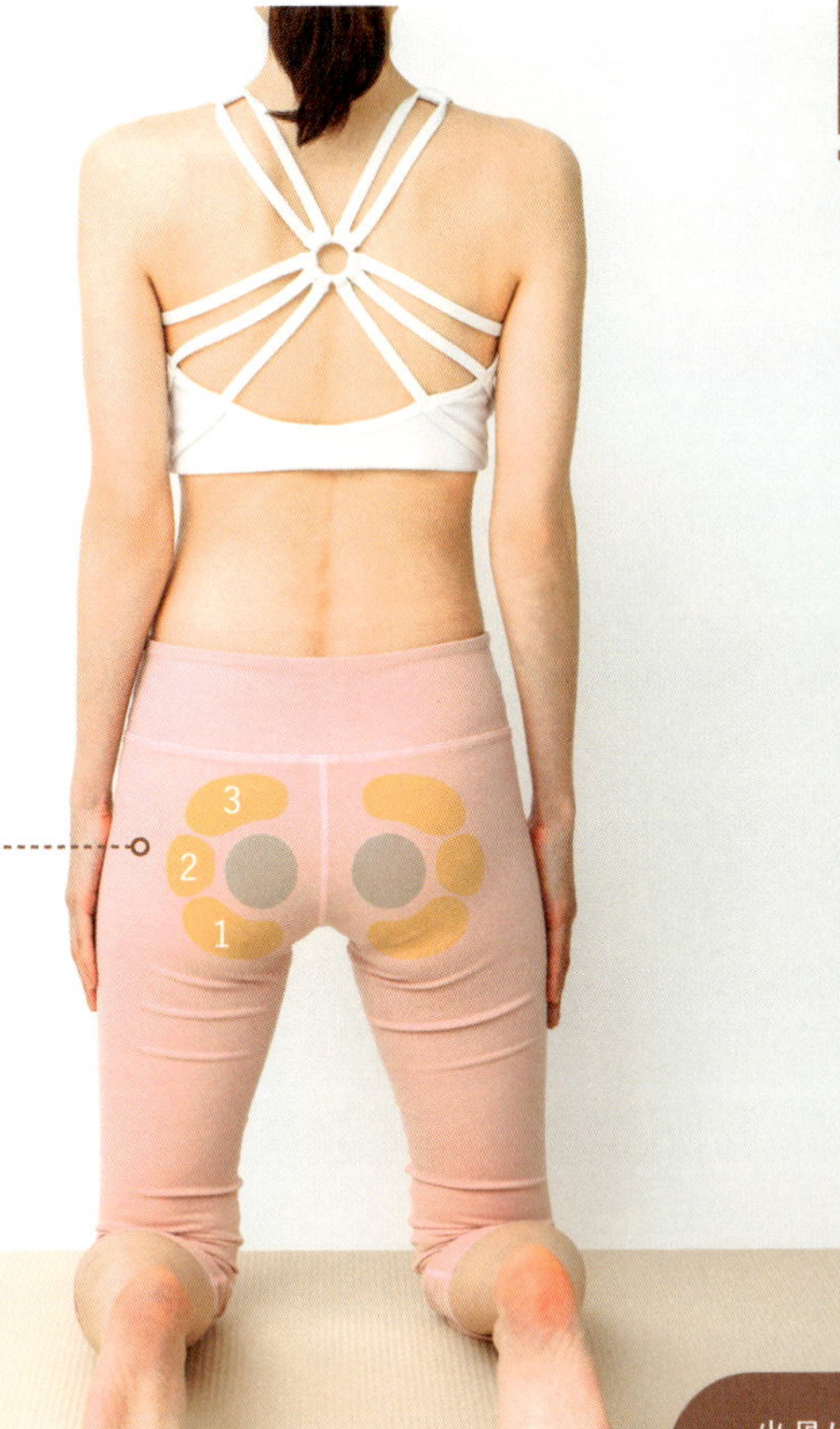

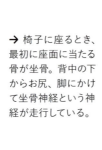

左右のお尻をそれぞれ3カ所に分けてほぐす

坐骨は、座ったときに
最初に座面にあたる骨

→ 椅子に座るとき、最初に座面に当たる骨が坐骨。背中の下からお尻、脚にかけて坐骨神経という神経が走行している。

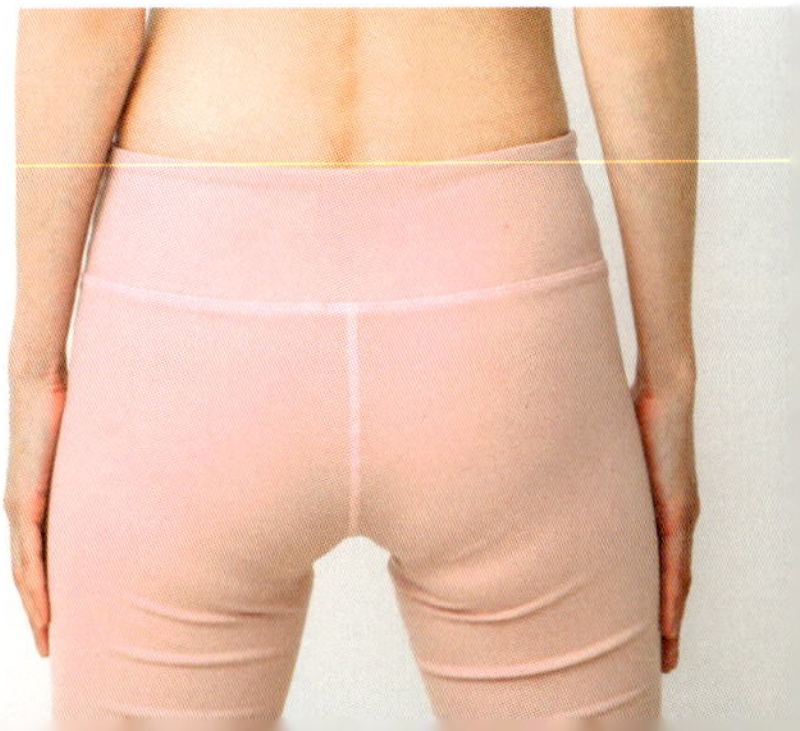

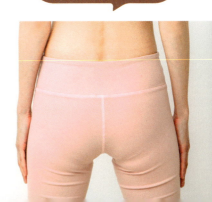

POINT

坐骨の位置の見つけ方のコツは？

女性の場合は特に、お尻に脂肪が多くついているので坐骨が探しにくいことも。おじぎをするように前屈みの姿勢をとってお尻に手を当てると、出っ張った坐骨が見つけやすい。

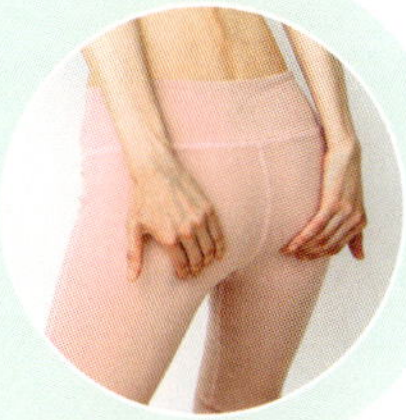

1.

坐骨の下側をしっかりほぐす

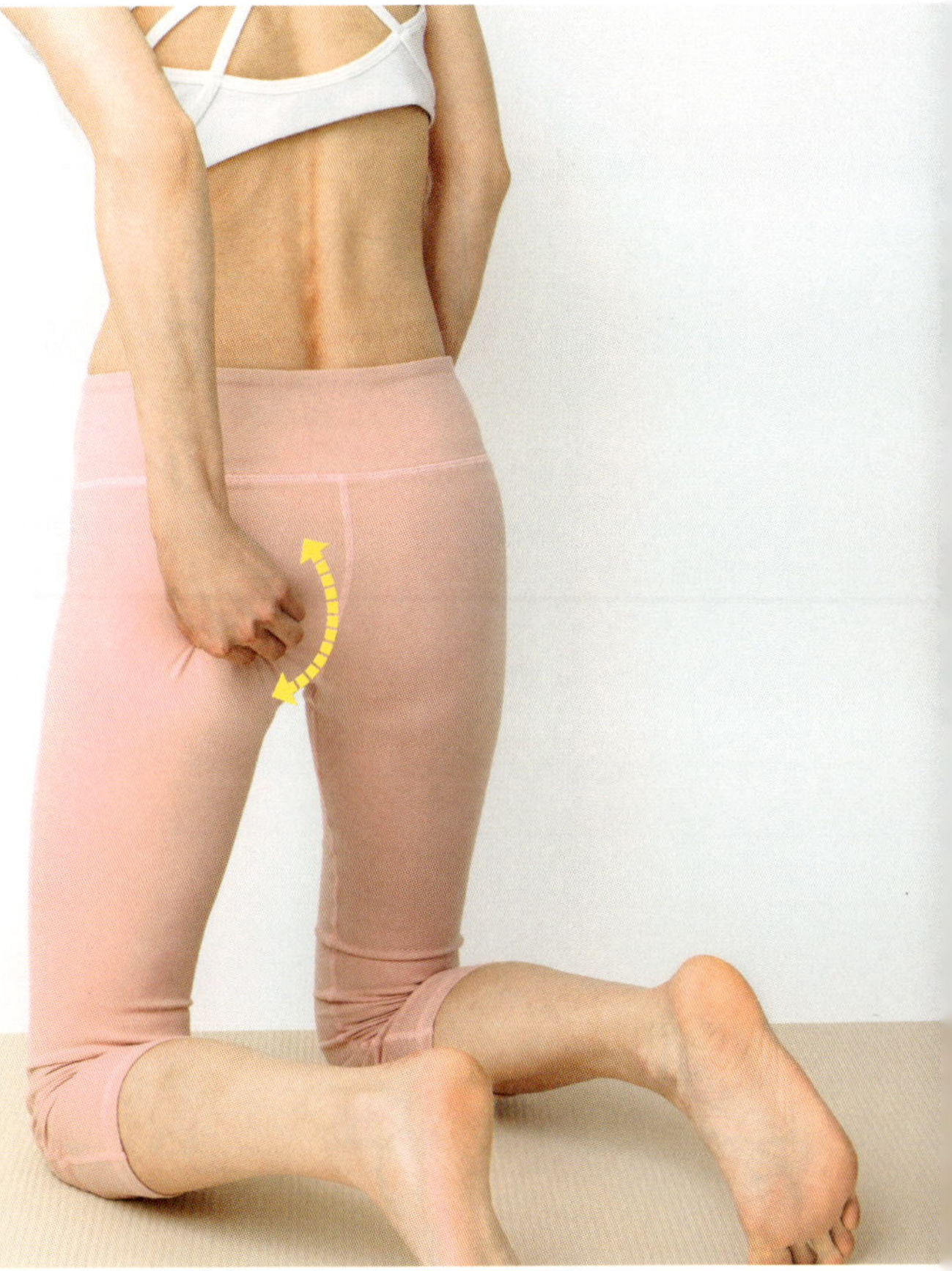

5回

両ひざを床についてひざ立ちになる。左のお尻の坐骨の下の部分を左手でつまんで3秒間圧をかけ、上下に5回動かしてゆらす。

2. つまむ位置を移動させ、坐骨の横、上をほぐす

5回

坐骨の横の部分をつまんで3秒間圧をかけ、上下に5回動かしてゆらす。そのあと坐骨の上の部分も同様に行う。

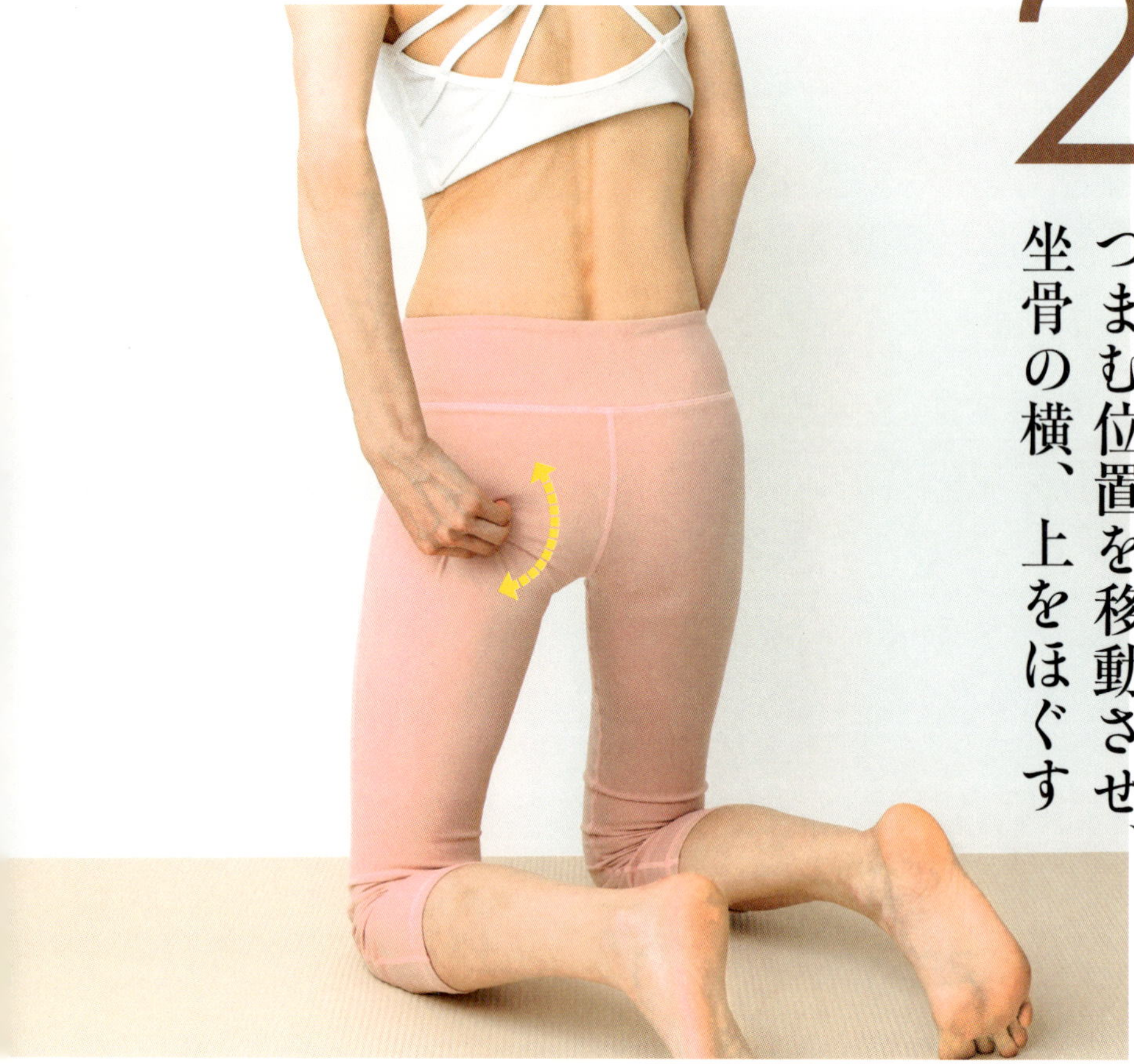

POINT

大殿筋、中殿筋、小殿筋などお尻の重要な筋肉がほぐせる！

お尻の筋肉は大きく分けて大殿筋、中殿筋、小殿筋の3つで構成されている。坐骨のまわりをほぐすことで、お尻の筋肉全体にまんべんなくアプローチできる。

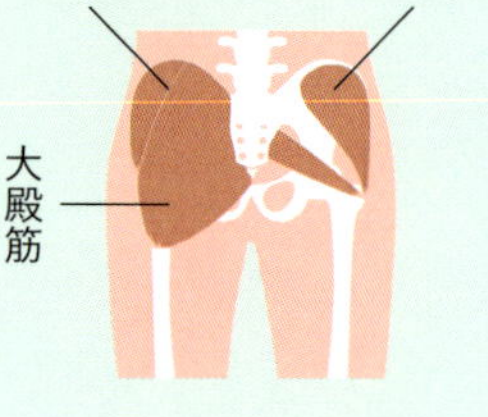

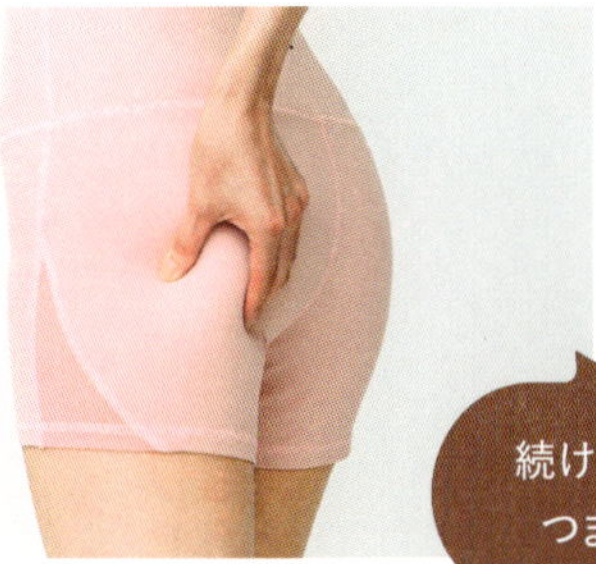

← お尻の筋肉が固まっている状態だとつまみにくいが、ほぐしていくうちに柔らかくなり、つまみやすくなるはず。

続けていくとほぐれてきて
つまみやすくなります！

3.

反対側の坐骨の周辺も、同様にしっかりほぐす

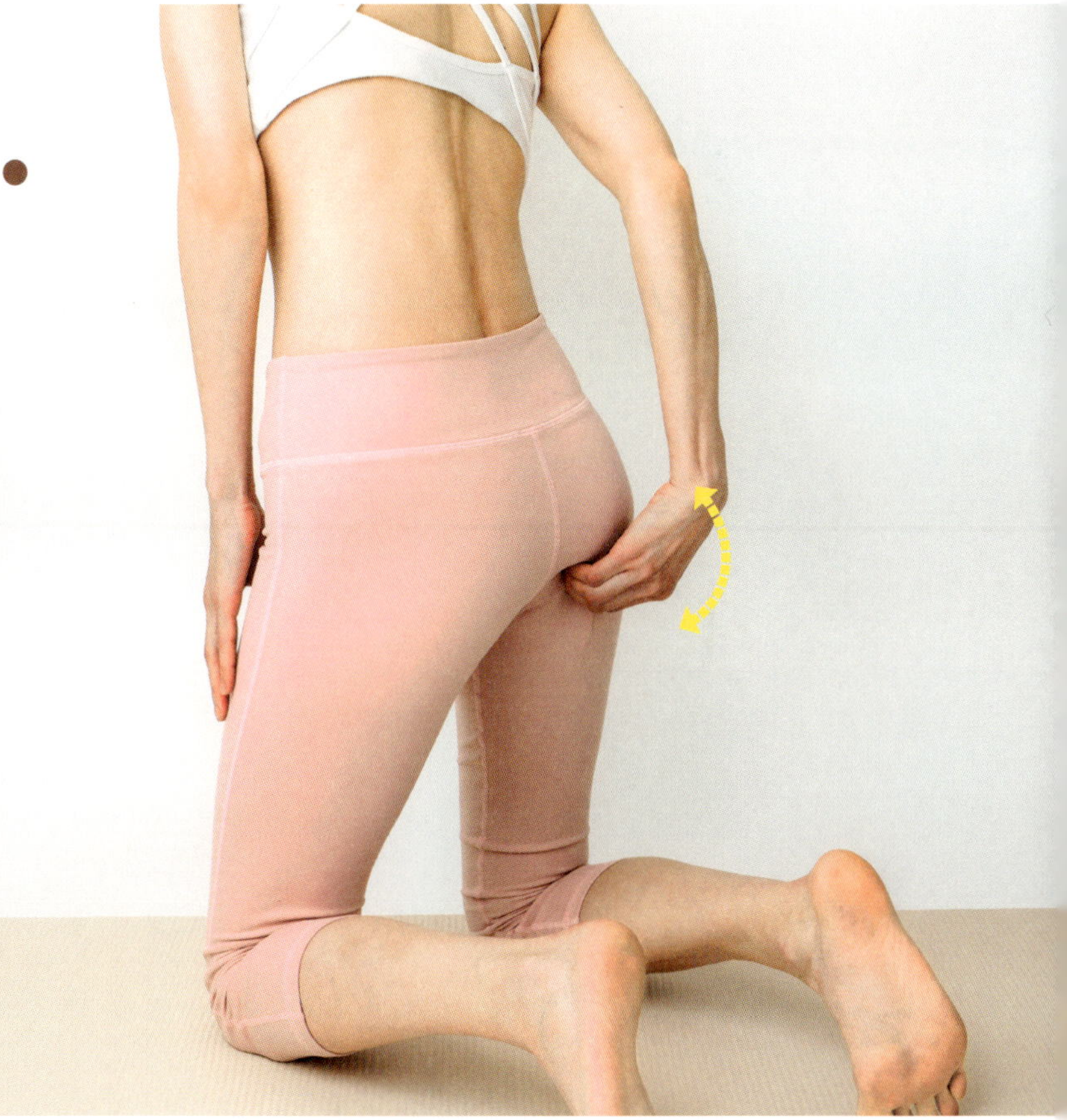

5回

次に右側のお尻も同様に、坐骨の下、横、上の順につまみほぐししていく。しっかりつまんで圧をかけてから、ゆらすのがポイント。

仕上げのリンパ流し

恥骨筋・坐骨まわりのつまみほぐしはそけいリンパ節に流し込んでフィニッシュ

そけいリンパ節とは…

脚の付け根の溝の内側、三角形状の下腹部＝そけい部にあるリンパ節。全身のリンパ節の中でも体の中央に位置する重要な箇所。

5回

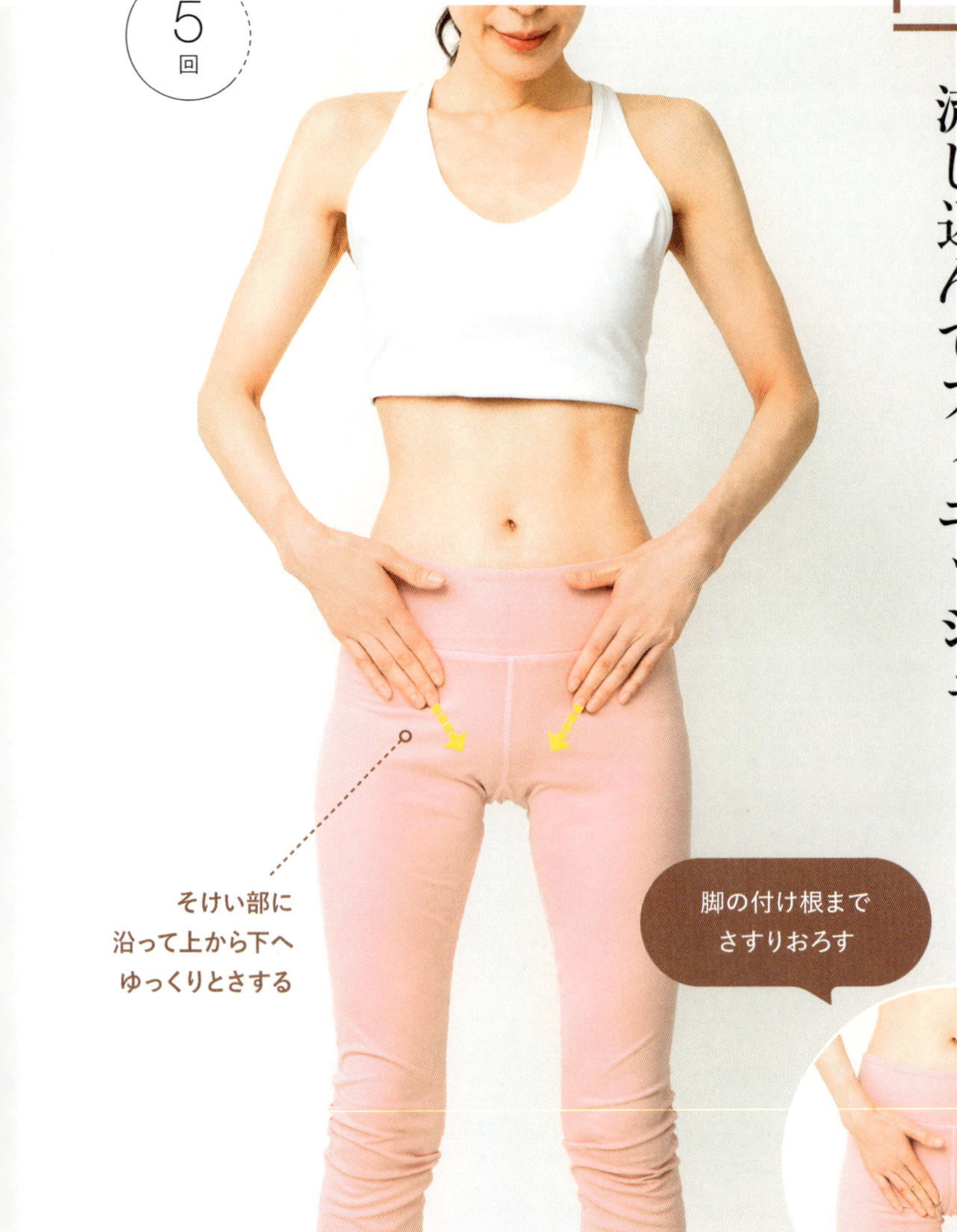
そけい部に沿って上から下へゆっくりとさする

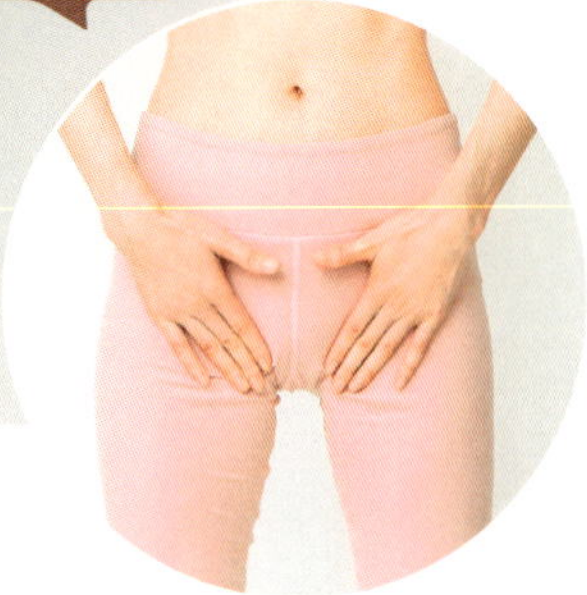
脚の付け根までさすりおろす

FINISH

リンパ節へ老廃物を流す

つまみほぐしの仕上げは
近くにあるリンパ節に
老廃物を流し込みます

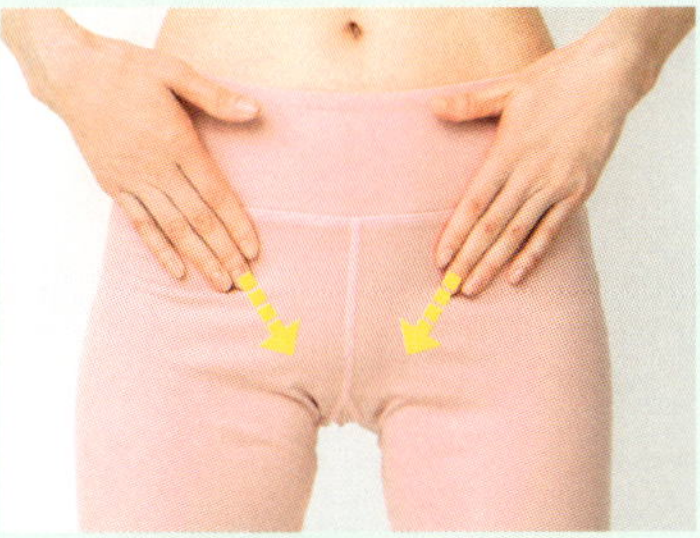

58·88·95ページ

そけいリンパ節

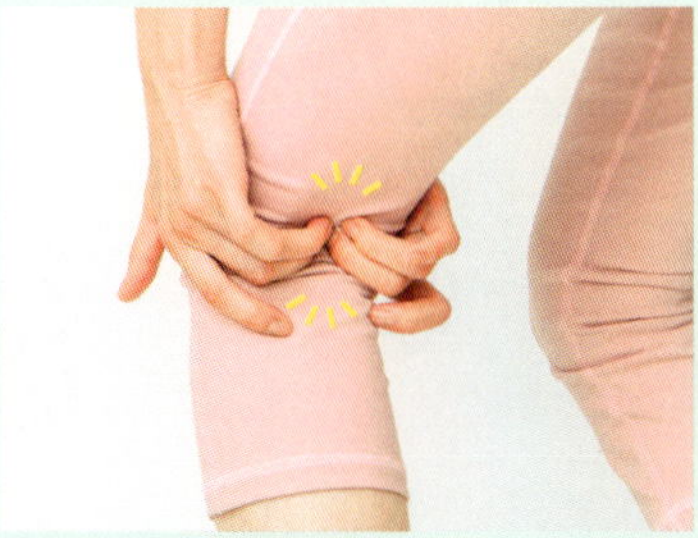

51•101ページ

膝窩リンパ節

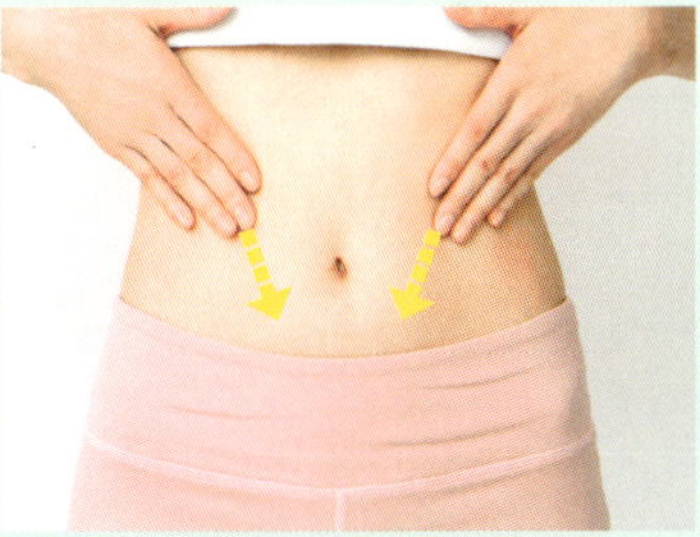

77ページ

腹部リンパ節

なぜ、リンパ節に流し込むの？

つまみほぐしを行うことで、リンパの流れがよくなり、たまっていた老廃物が流れ出す。リンパ液をろ過する働きを持つリンパ節に流し込むことで、不調の原因が排出されてスッキリ！

やってみたいけど、
うまくできないんです…

あるある質問にお答えします！

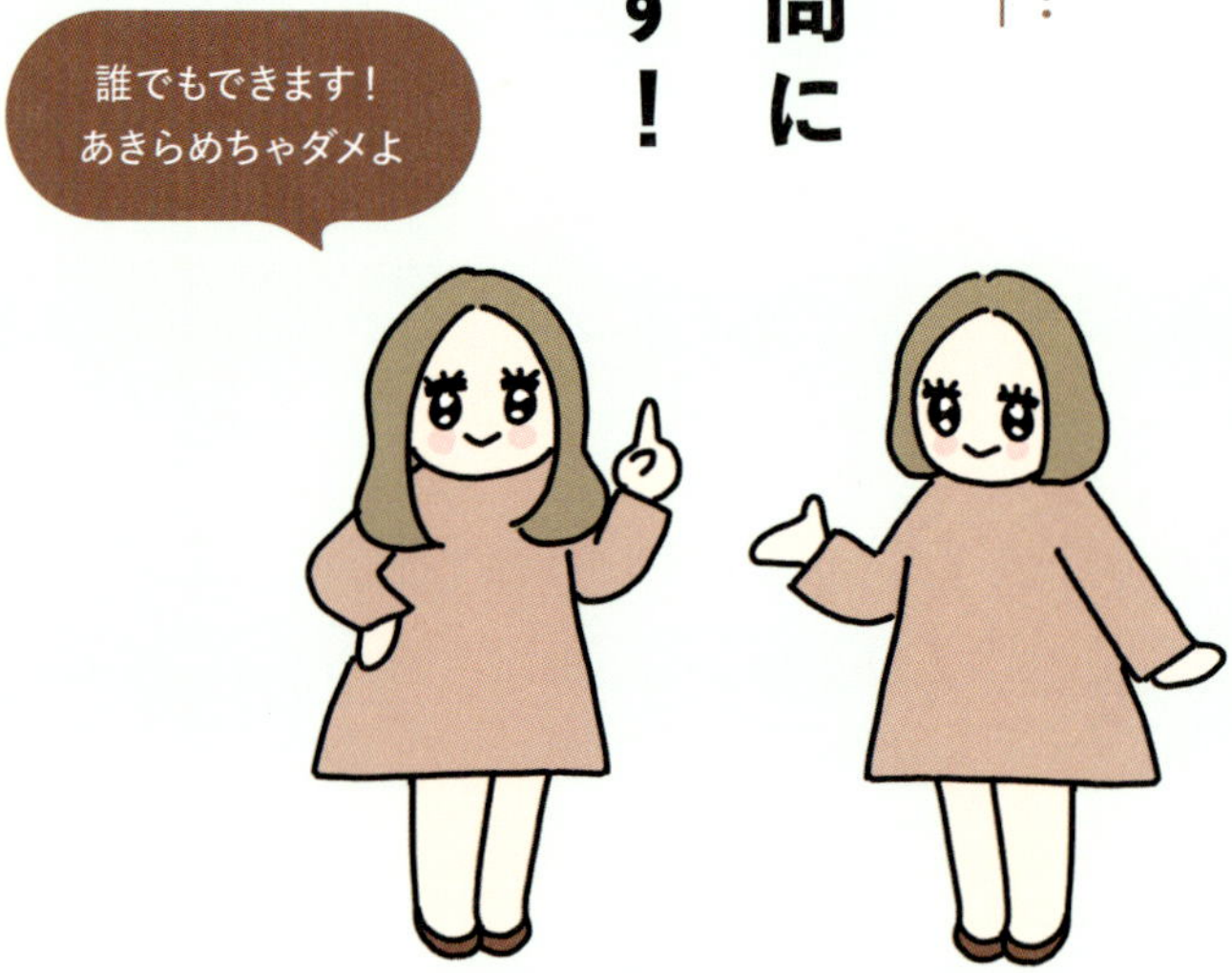

「つまみほぐし」は、慣れればごくかんたんなケア方法ですが、最初は筋肉が硬くなっている人が多いため、「つまみにくい」と思ってしまう人もいるようです。

そんなときも、あきらめないでください！　人の体は有機的なものなので、温度や条件が変わればどんどん変化していきます。冷たくて硬い筋肉も、血流がよくなれば柔らかくなり、簡単につまめるようになるのです。ここでは、そんなつまみほぐしの「あるある」質問にお答えします。

Q1

どうやら私のお肉がすごく硬いみたい！うまくつかむことができません

↓ お腹まわりは特につかみにくいと感じる人も多いよう。73ページのように、手を輪っかのように置き、その輪を縮めるようにするとつまみやすくなる。

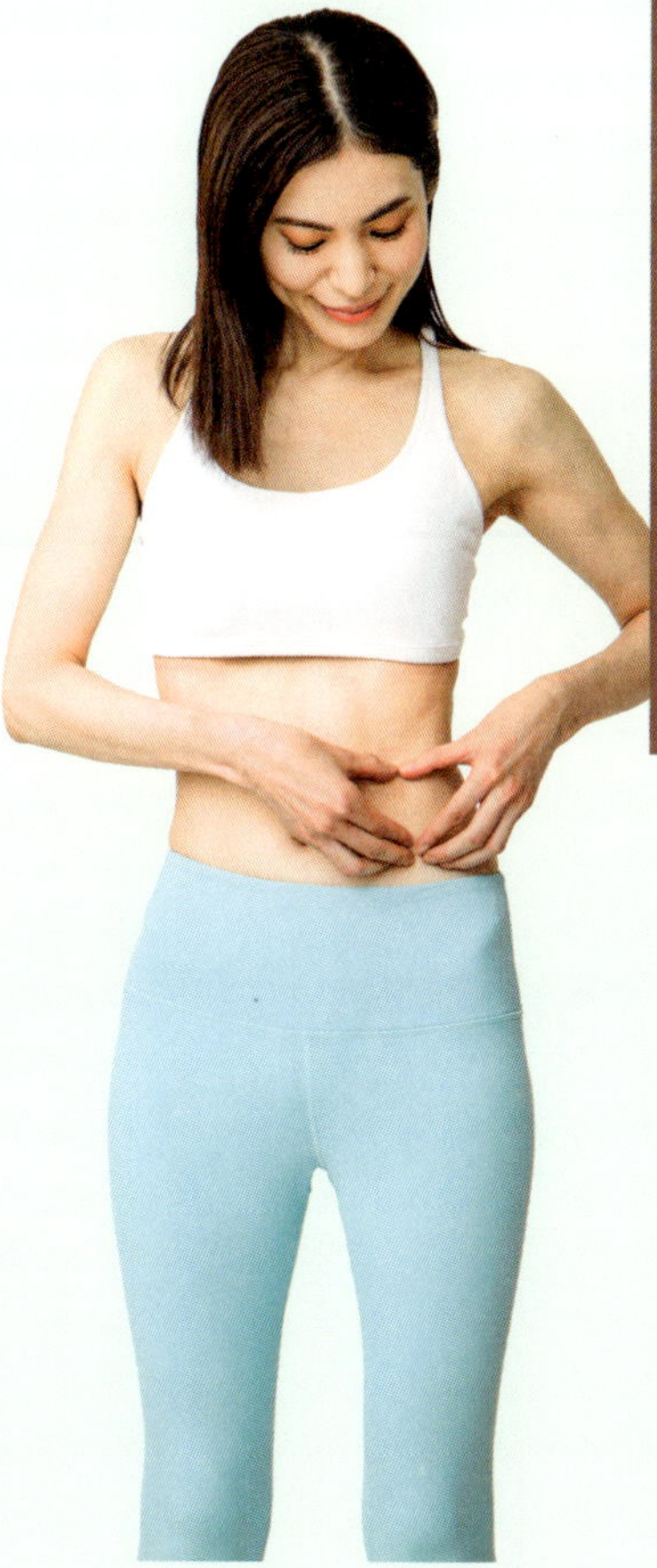

A

**最初は硬くて
つまみにくいけど
温めれば大丈夫！**

長年放置していたため筋肉が硬くなっていることも多く、最初はつまみにくいことも。でも「絶対につまめない人」はいません。つまめないと思ったら、とにかく手をあててゆらしたり、やさしくこすったりしてみてください。だんだん温まって血流がよくなり、柔らかくなってくるはず。そして、少しずつつまめるようになるはずです。

**できないときは
分厚く
つかんでもOK**

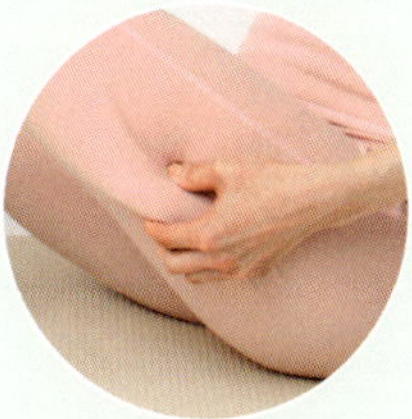

← つまめないときは、肉をガバッと分厚くつかんでOK。とにかくつかんで揺らしているうちに柔らかくなり、つまめるようになっていくので心配無用。

Q2

面倒くさがりですみません。もっとラクにつまめる方法ってないですか？

A

面倒くさがり屋さんの秘密兵器 シリコンやゴム製手袋

お肉が硬くてつまみにくいところも、手っ取り早くつまみたい！ という人は、薄いシリコンやゴム製の手袋をはめてつまんでみてください。肌の上を指がすべらなくなるので、グッとつまみやすくなります。100円ショップなどで手軽に購入できます。ほぐすうちに、手袋を使わなくてもつまめるようになっていきます。

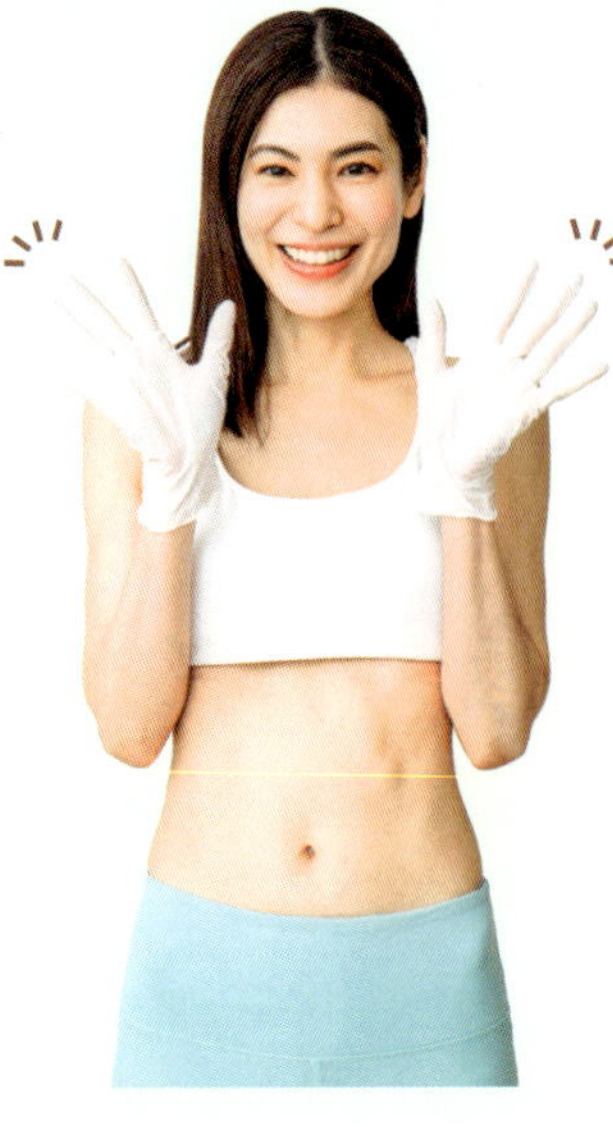

すべらずに、ググッとつかめます！

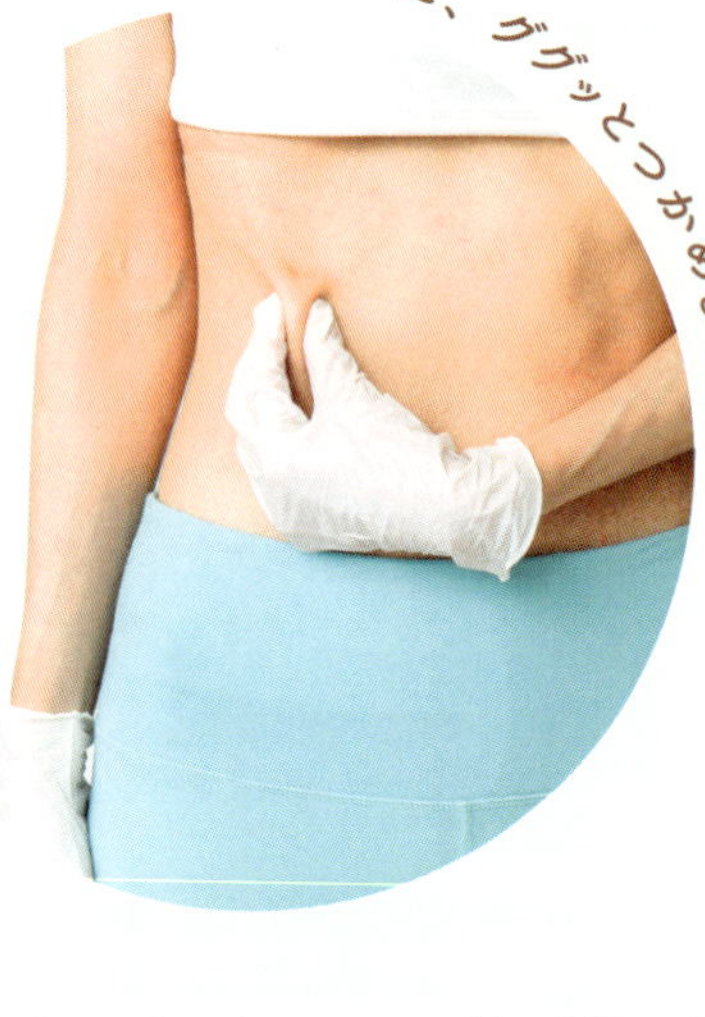

↑ 使い捨ての薄いゴムやシリコン製の手袋は、医療用などの名目でネットショップなどでも購入可能。100枚入りで1000円前後など、手頃な価格のものも多数。

Q3

できるだけ効果を上げたい。
いつ行うと効果的ですか？

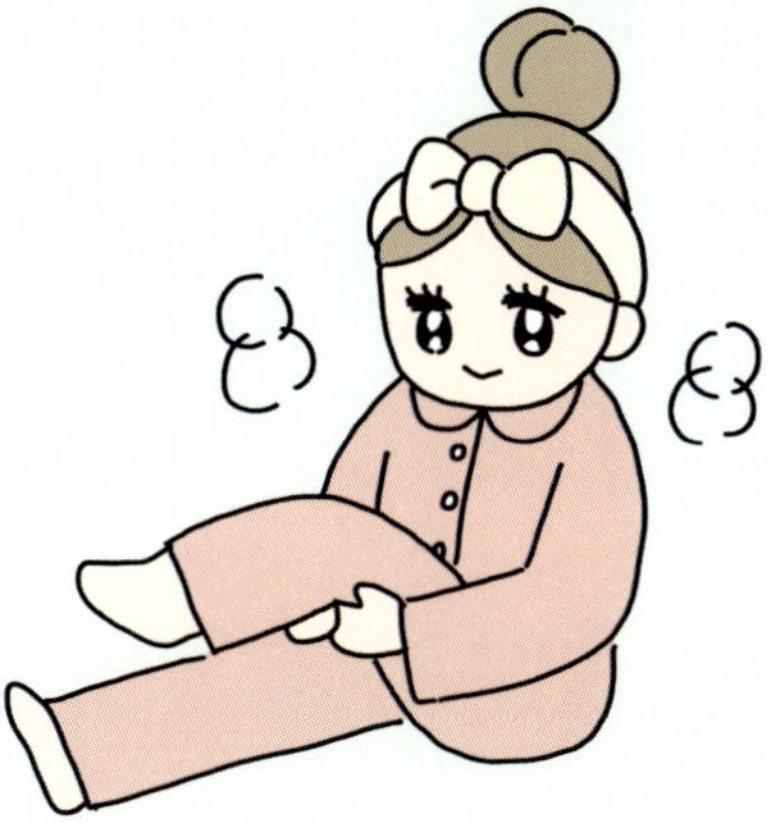

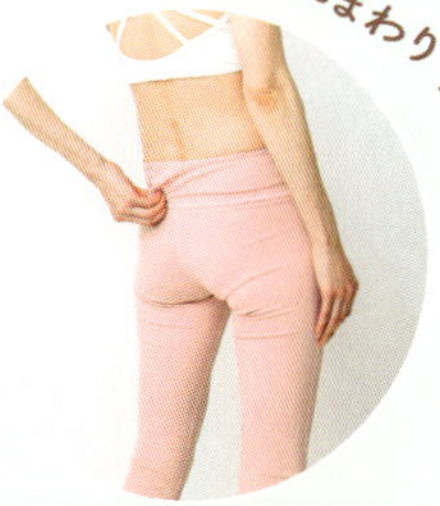

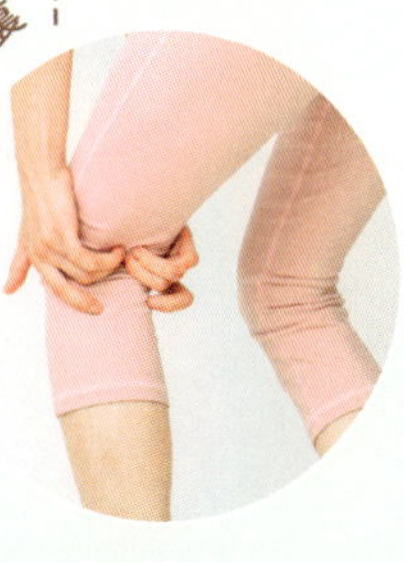

A

朝昼夜いつでもOKですが、お風呂上りは特におすすめ

「つまみほぐし」は、基本的にいつ行ってもOKですが、タイミングよりも「1日トータルで考えてつまむ機会を増やす」ことのほうが大切です。1分程度でできるので、起床時にベッドのなかで、トイレに立ったときになど、ちょこちょこ行うのが理想。またお風呂上りは血行がよくなるので特におすすめです。ほぐして就寝すれば入眠もスムーズに。

↑ トイレに立ったときなどに、お腹やお尻まわりの「つまみほぐし」を少々するだけでも、パソコン作業などで固まったお腹から腰周辺の筋肉もほぐれて疲労防止に。また101ページのひざ裏のリンパを押すケアも、できるときにやっておくと1日の脚の疲れが段違いに。

Q4

体が硬くて、うまくつまめないんです……どうしたらいいでしょうか？

床に座って行ってみる

→ 太ももなどは立つより座って行ったほうがラクにでき、おすすめ。

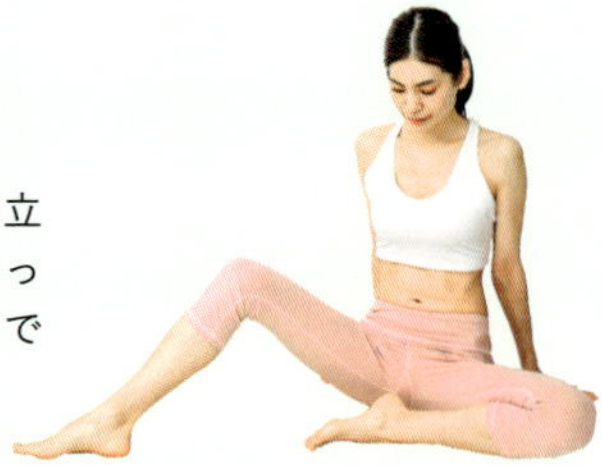

立てひざをしてみる

→ 恥骨筋など股の付け根付近などはひざを立てるとキャッチしやすい。

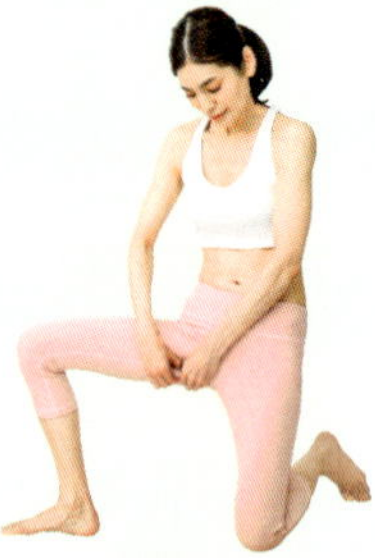

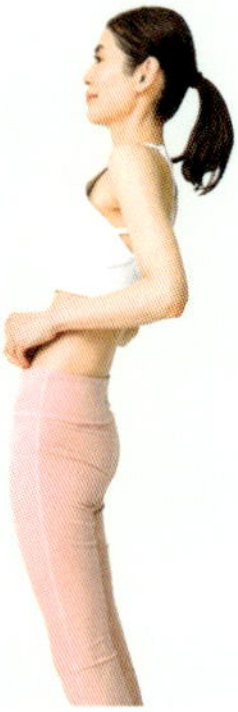

脚を前に出してみる

↓ お尻など大きな筋肉は、脚を一歩前へ出すとつかみやすい。

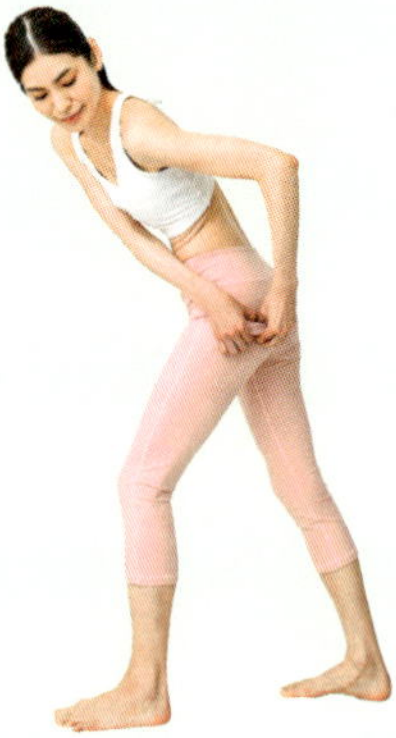

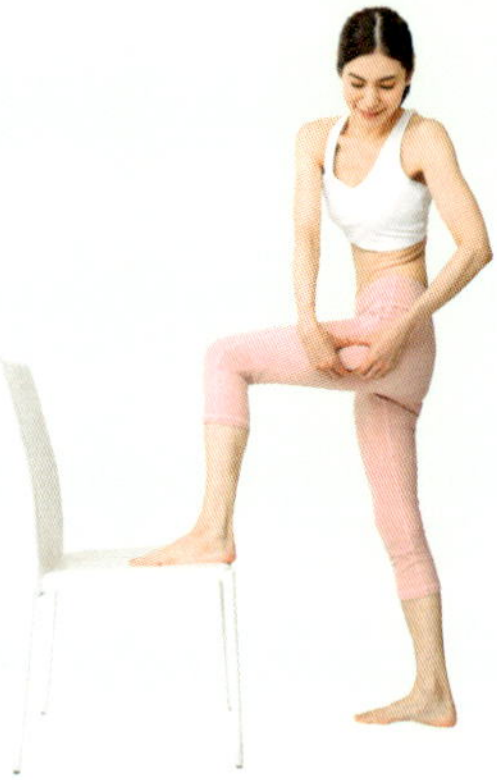

体を反らせてみる

↑ お腹付近は体を反らせたり、逆にかがむなどするとつかみやすい。

イスに足をのせてみる

↑ 外ももなど硬い大きな筋肉は、イスを利用すると便利。

A

人によって苦手な姿勢は違う。ラクな姿勢で行いましょう

つまみにくい筋肉も姿勢を変えればつまめることも多いので試してみてください。立って行うのがつらいなど、人によってつかみにくい筋肉は違うため、無理せず自分がラクと感じる姿勢で行いましょう。

Q5

早く効果を感じたくて たくさんつまんだら、少し痛いかも? がんばりすぎですか?

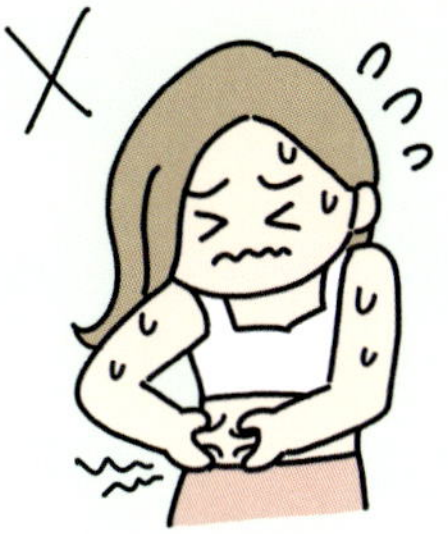

A

一度にたくさん行っても効果に差はなし。1日のうち何度かに分けて行い、ほぐす機会を増やして

日本人は真面目な人が多く、青くなるまでやってしまう人も。1回のケアで行う回数は守りましょう。回数を多くしても効果はあまり変わりません。むしろ1日に行う機会を増やしたほうが効果的です。

Q6

やっぱり痛いような気がします。 そんなときはどうすればいいですか?

A

リンパ流しで老廃物を流してから行うと痛みにくい

筋肉硬化が頑固なときは痛みを感じる場合も。お風呂で行うと筋肉が温まり痛みが軽減しますが、無理にグリグリするのは禁物。最後のリンパを流すケアを数日行うと、老廃物が排出され痛みが和らぐことも。

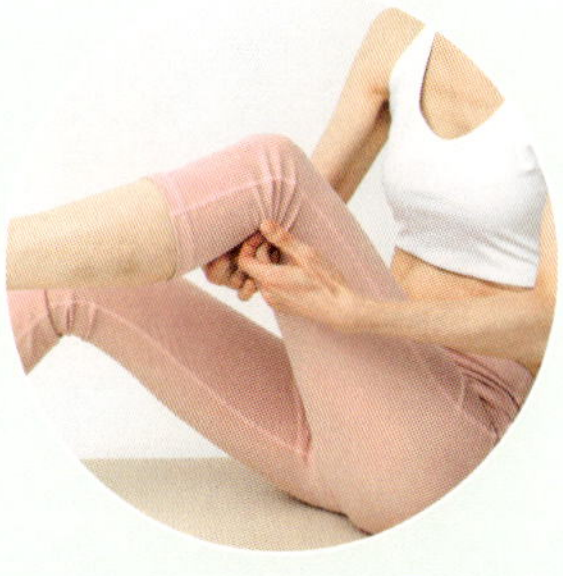

↑ 痛みがある場合はさするだけのリンパ流しから始めて、少し柔らかくなってからつまみほぐしを行ってもOK。

COLUMN

何をやってもやせなかった人が一気に6kg減！ サロンであったホントの話②

駆け込み寺のアベシスターのサロンには、今日も疲労困憊《こんぱい》気味の人々が訪れます。40代のBさんは、「何をやっても少しもやせないんです。疲れてもう限界です」とサロンに現れたそう。

　話を聞くと、夜勤の介護の仕事で昼夜逆転のうえ、精神的な疲れも大きく、眠っても疲れが全然とれないといいます。

　姉妹4本の手で固まっている癒着をほどいていくこと90分。起き上がったBさんの顔は2まわりも小さくなり、輪郭が出現！　お腹や体全体も小さくなり、何よりも頭がスッキリしたと喜んで帰っていきました。

　1週間後に現れたBさんは、6kg体重が減ったのに加え、お腹まわりも10cm以上減。その後もケアを続けて順調に体重が減り続けているほか、縮んでいた身長も元に戻ったとか。骨は縮んだ筋肉に引っ張られゆがむこともあり、あるべき位置に戻ると思わぬ効果が表れることも。

「頑固な硬化でも、ほぐれない人はいません。つらさを我慢してあきらめないで、自分の体を少しでも触りましょう。きっと変化があると思いますよ」（Yumiさん）

第３章

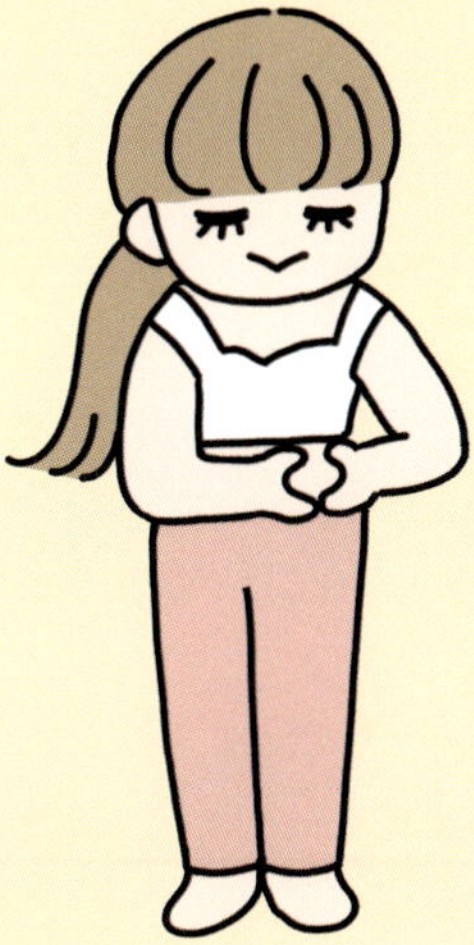

もっとほぐしたい、効果を上げたい人の体のコアつまみほぐし

基本のつまみほぐしで変化を感じ、もっとほぐしたい！
そんなあなたにチャレンジしてほしい
体のコア部分もほぐしていけるつまみほぐしです。

なぜ、骨盤・お腹・お尻・外ももをほぐすの？

お腹、お尻、太もも。これらの部位は人間の体の真ん中にあります。お腹には内臓があり、お尻や太ももの周辺には、骨盤で守られるようにして、腸や子宮をはじめとする女性特有の臓器があります。運動不足などによってお腹、お尻、太ももの筋肉が硬くなると、リンパや血液の流れが滞るため、これらに近い位置にある臓器も影響を受けて正しい働きができにくくなり、さまざまな不調につながってしまうことになります。

日頃から運動習慣のない人、忙しくて運動する時間をとれない人でも、「つまみほぐし」で硬くなった筋肉をゆるめることは可能。3章では不調の改善に役立つ、4種類の部位の「つまみほぐし」を紹介します。

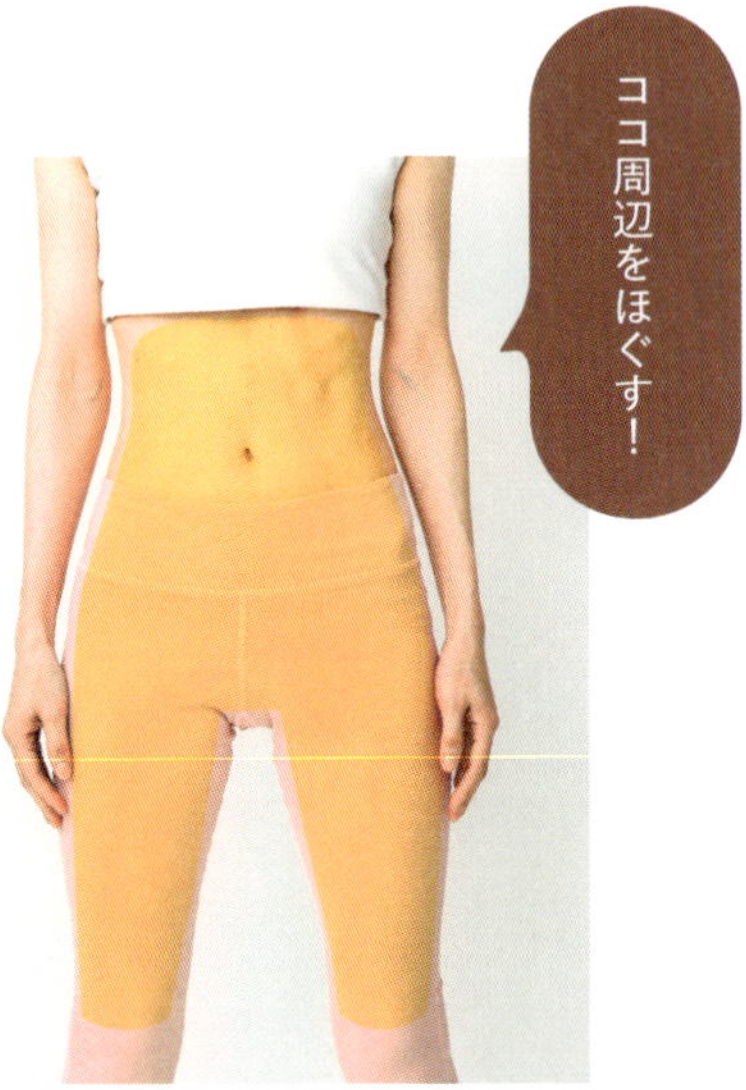

体の中心部をほぐす

骨盤まわりの筋肉が硬くなると、腸の動きが鈍って便秘になったり、子宮や卵巣に影響が及ぶと生理不順などにつながる恐れも。体の中心部分の筋肉をほぐすことは、内臓の働きを活発にし、不調改善に役立つ。

体の中心部＝重要な筋肉は、加齢でどんどん弱っていってしまう！

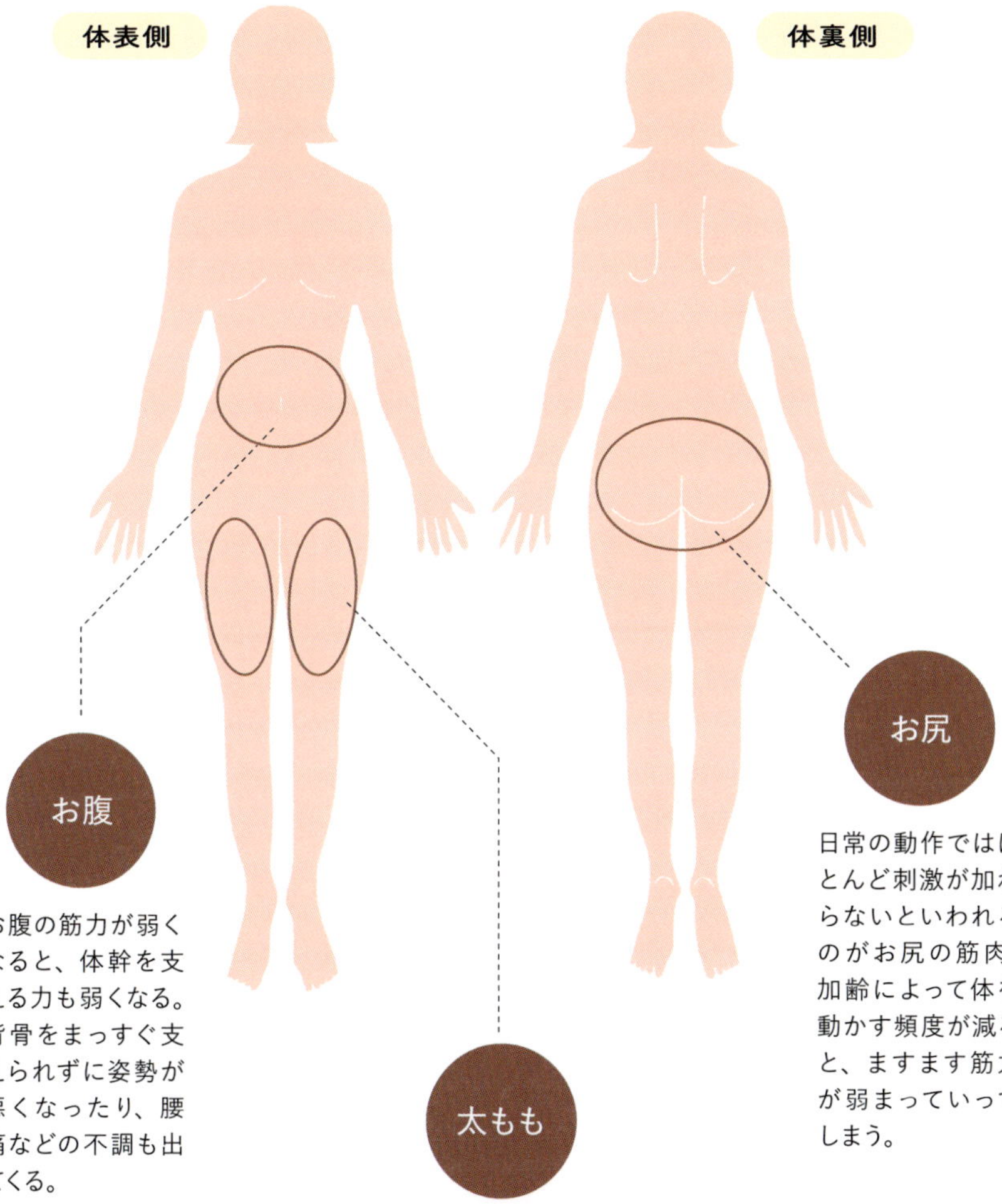

お腹

お腹の筋力が弱くなると、体幹を支える力も弱くなる。背骨をまっすぐ支えられずに姿勢が悪くなったり、腰痛などの不調も出てくる。

太もも

加齢とともに最も衰えていくのが、脚。なかでも特に大きいのが、太ももの筋肉。この筋力が弱ると、立つ、座る、歩くなど日常の動きができにくくなってしまう。

お尻

日常の動作ではほとんど刺激が加わらないといわれるのがお尻の筋肉。加齢によって体を動かす頻度が減ると、ますます筋力が弱まっていってしまう。

＼もっと ほぐしたい！／

骨盤
つまみほぐし

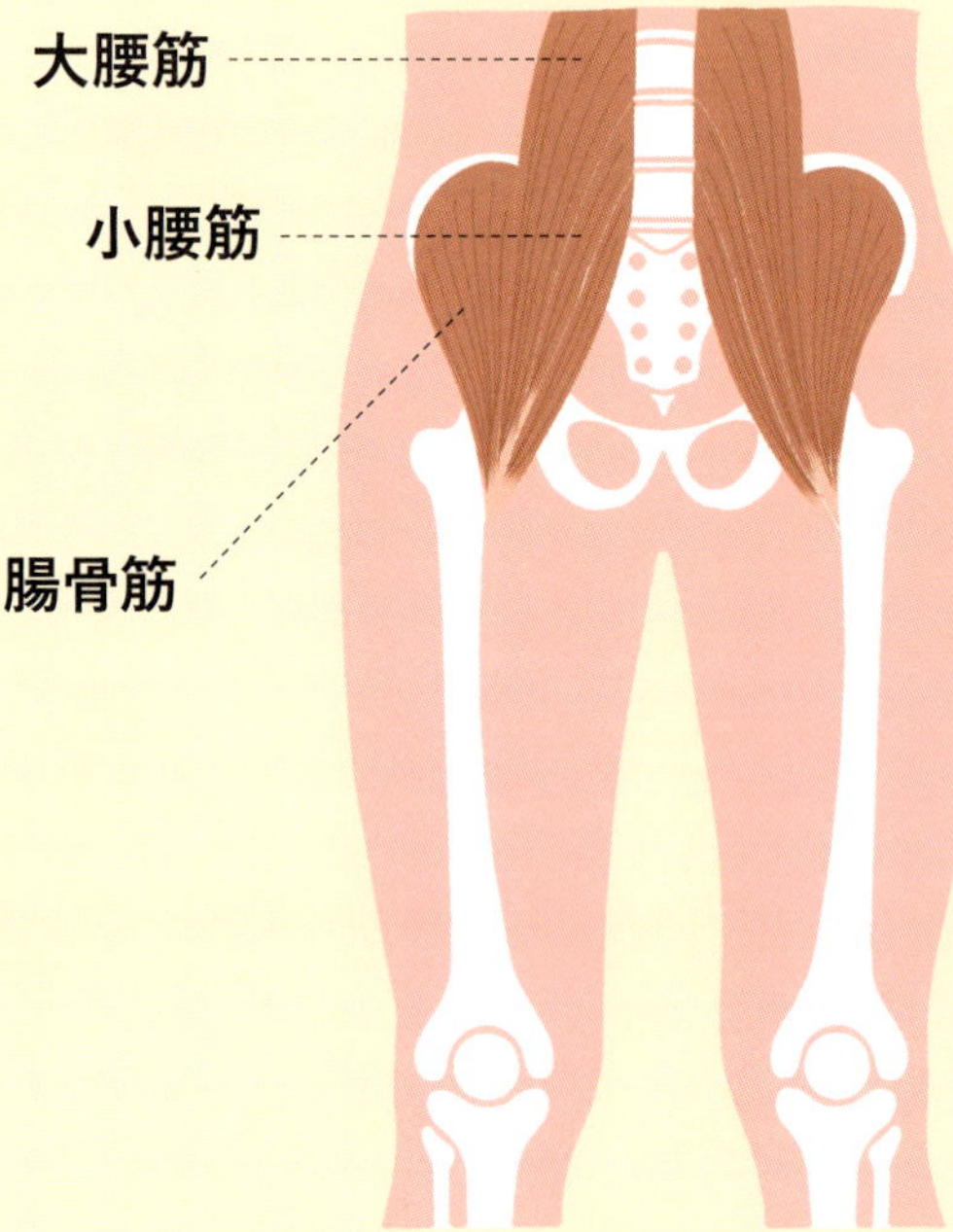

まわりの筋肉が縮んでいるために
骨盤が引っ張られてゆがみ、
老廃物が流れにくくなっている場合が！

なかなか落ちなかった
腰まわりの余分な脂肪が
落ちやすくなる！

体にとって重要な骨盤の
ゆがみをとって正しい位置に

上半身と下半身の動きを連動させたり、内臓を守るなど、大切な役割を担う骨盤。骨盤のゆがみを正せば本来の働きを取り戻し、よく動く元気な体に！

ここにアプローチできます！

ほぐす
筋肉 … 大腰筋　小腰筋　腸骨筋

流れる
経絡 … 胃系　胆系　脾系

流し込む
リンパ節 … 腹部リンパ節

こんな
不調に … 腰まわりの脂肪　下痢　肩こり　消化不良

つまみほぐしポイント

- ☑ 骨盤まわりの筋肉に細かくアプローチしてゆるめる
- ☑ お腹の前・脇側をほぐすと、骨盤まわり全体がゆるむ
- ☑ 腹部にいくつもあるリンパ節に流してフィニッシュ

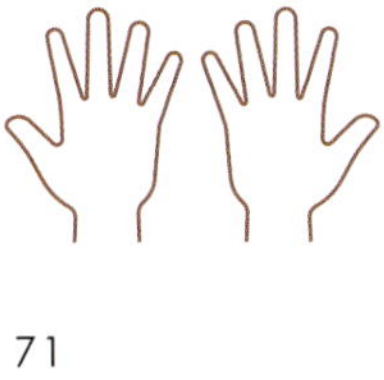

両手を使ってつまみほぐし！

はじめに CHECK!

骨盤の上の前・脇腹を左右各3カ所に分けてほぐす

骨盤つまみほぐしでは、骨盤と肋骨の間、お腹の前側と横側を、それぞれ左右各3カ所に分けてアプローチしていく。

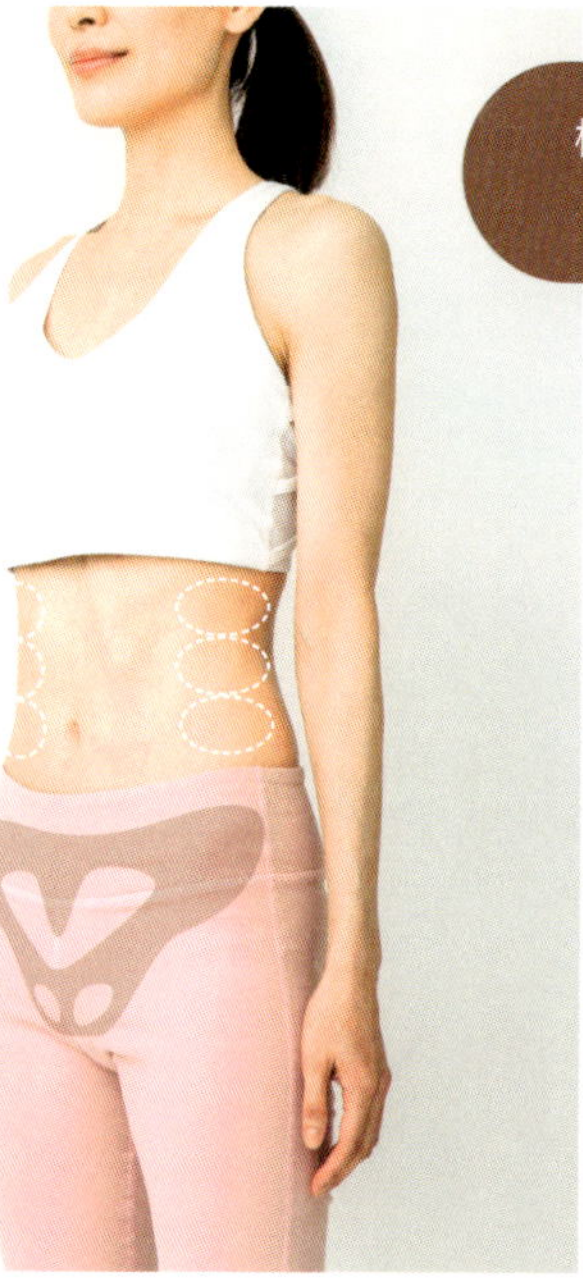
横腹も3カ所に
分けてほぐす

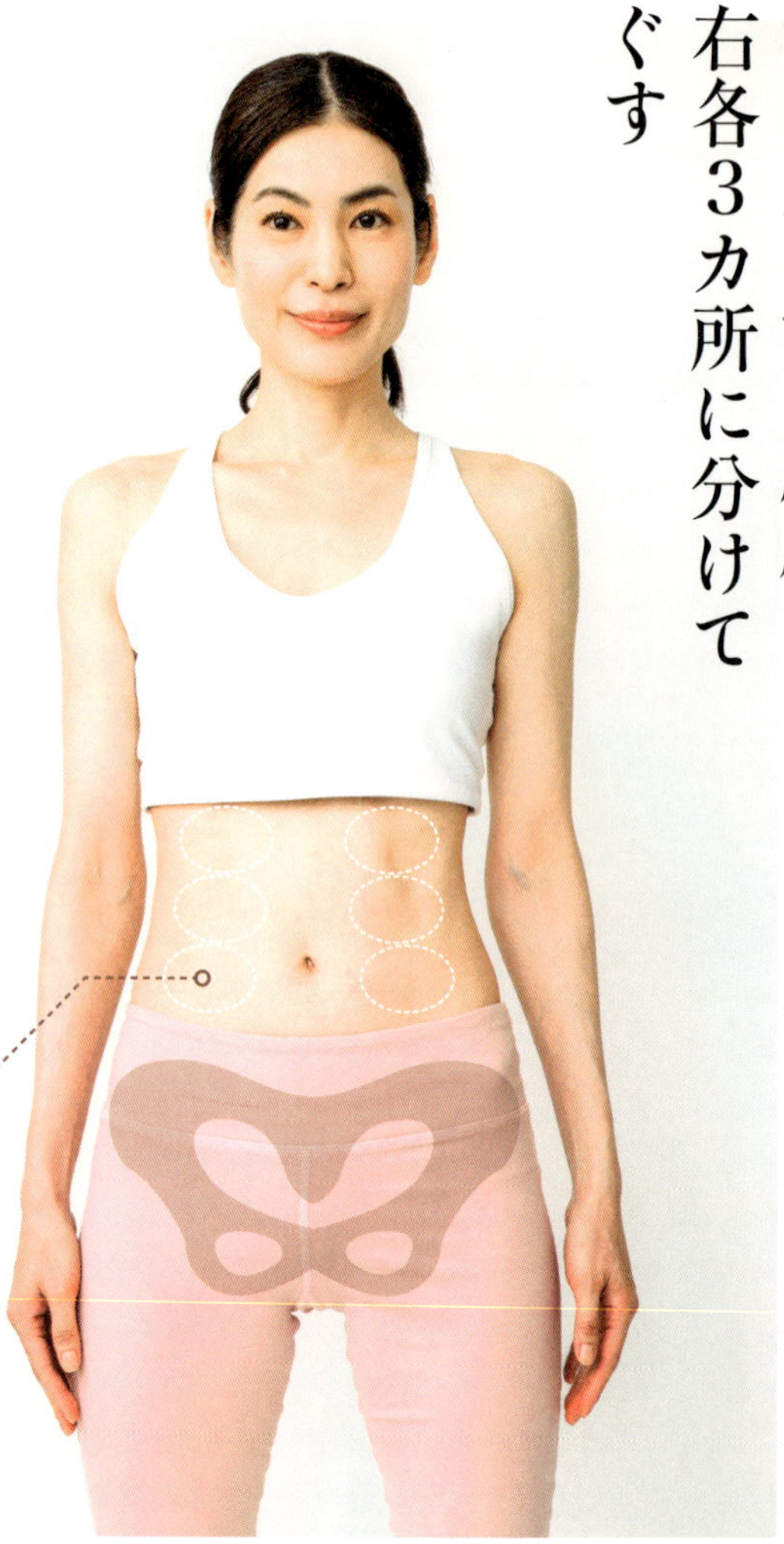
骨盤上の
お腹の前側をほぐす

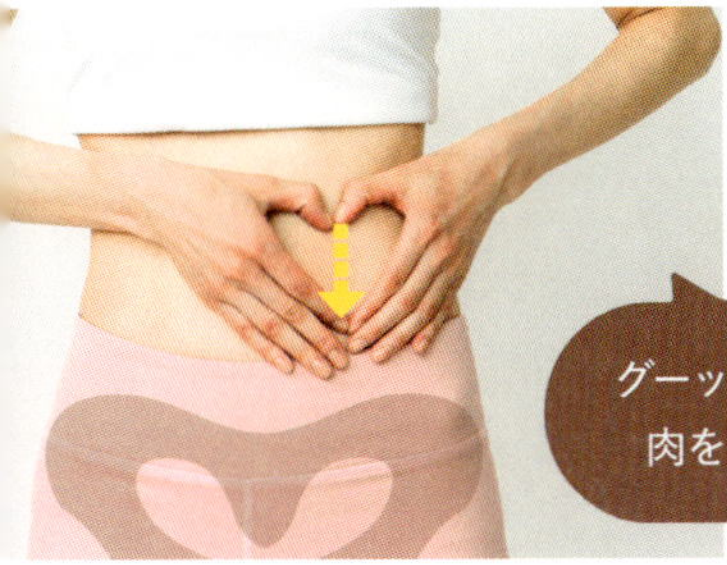

← 手をハート型にして骨盤の上に置き、親指と4指をグーッと寄せるようにすると、しっかりつかめる。

グーッとハートを縮めて
肉を寄せてつかむ！

1. お腹の前側の骨盤のすぐ上をつまむ

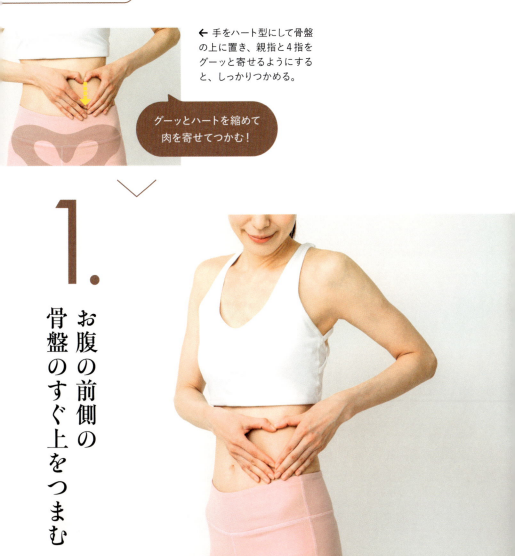

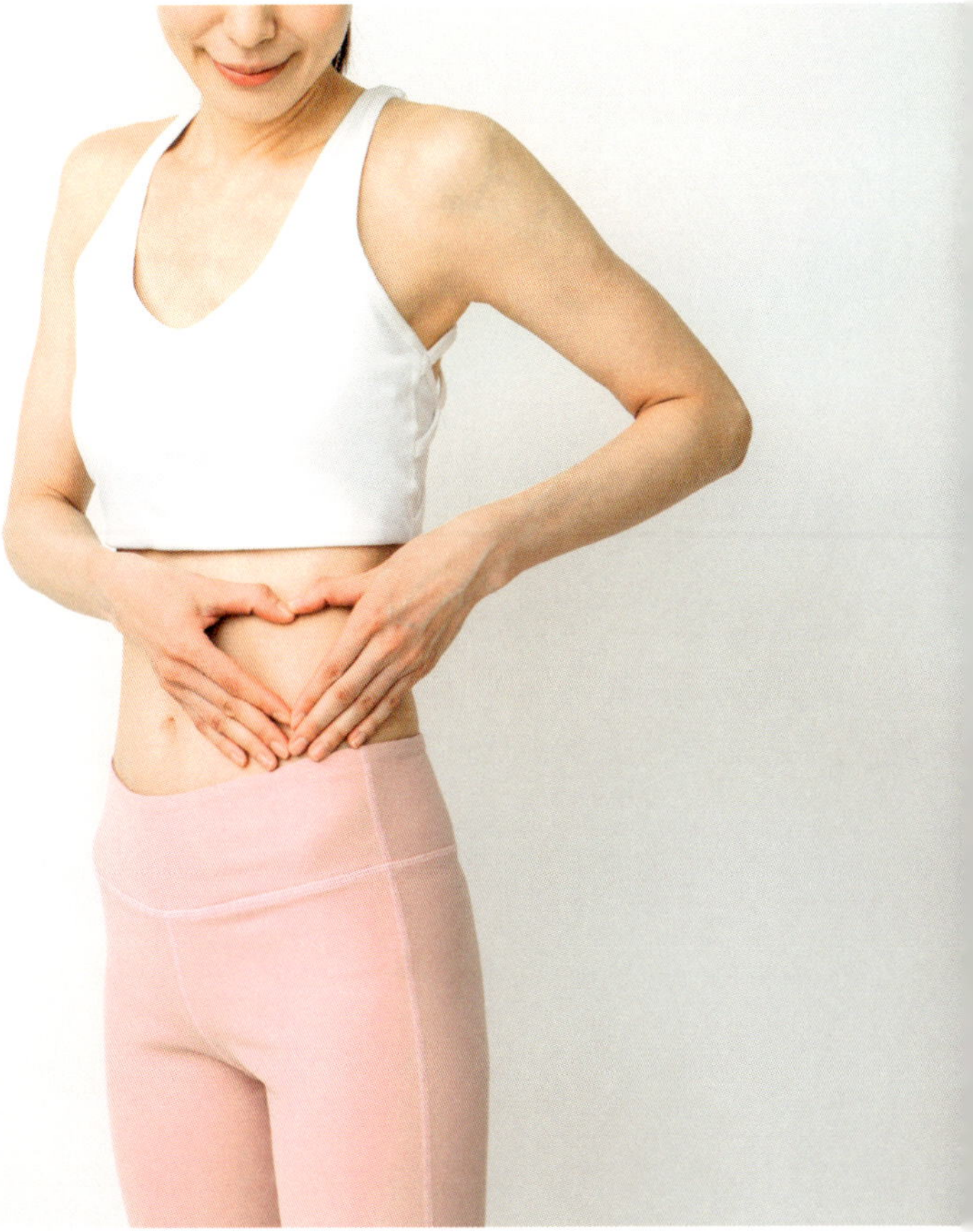

両手でハート型を作るようにしてお腹の左側、骨盤のすぐ上に置く。
親指とそれ以外の４本指の間を縮めるようにしてつまむ。

5
回

つまんだまま3秒間圧をかけたあと、上下に動かして5回ゆらす。つまみにくいときは、やや前かがみになるとやりやすい。

2. つまんだ部分を上下に動かして、ゆらす

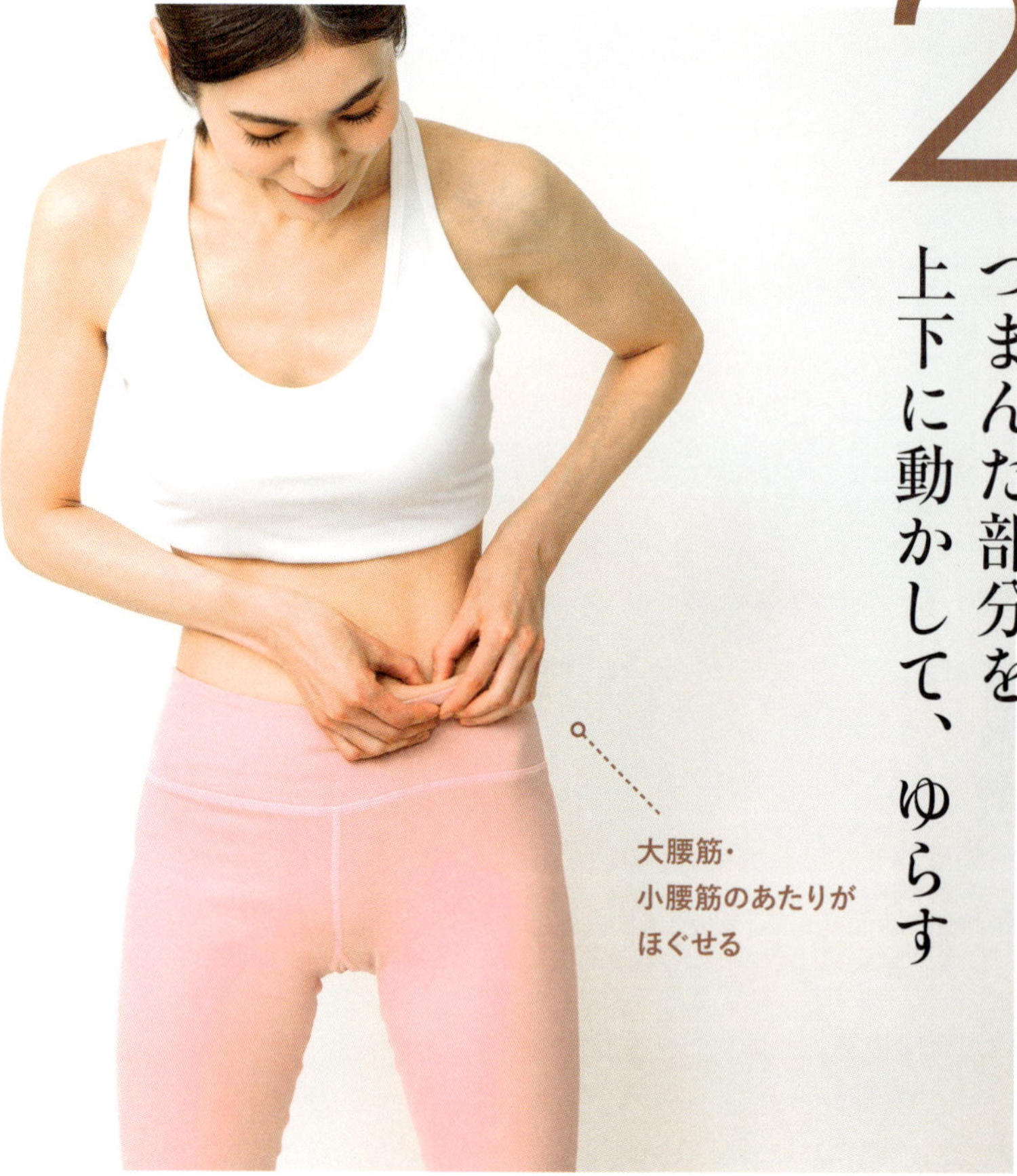

大腰筋・
小腰筋のあたりが
ほぐせる

上下に肉を動かす

→ 両手の指でつまんだ部分を、上下に動かして、ゆらしていく。ゆっくりていねいにゆらすのがコツ。

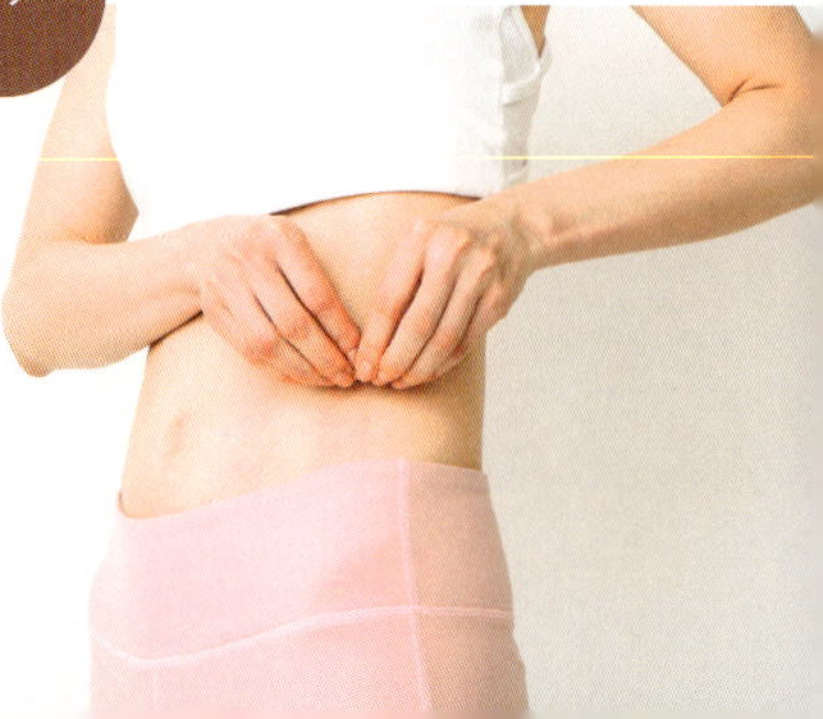

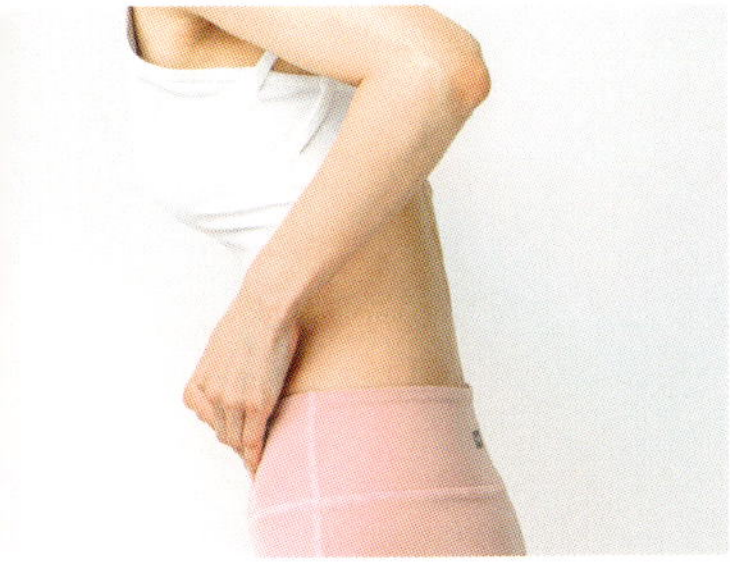

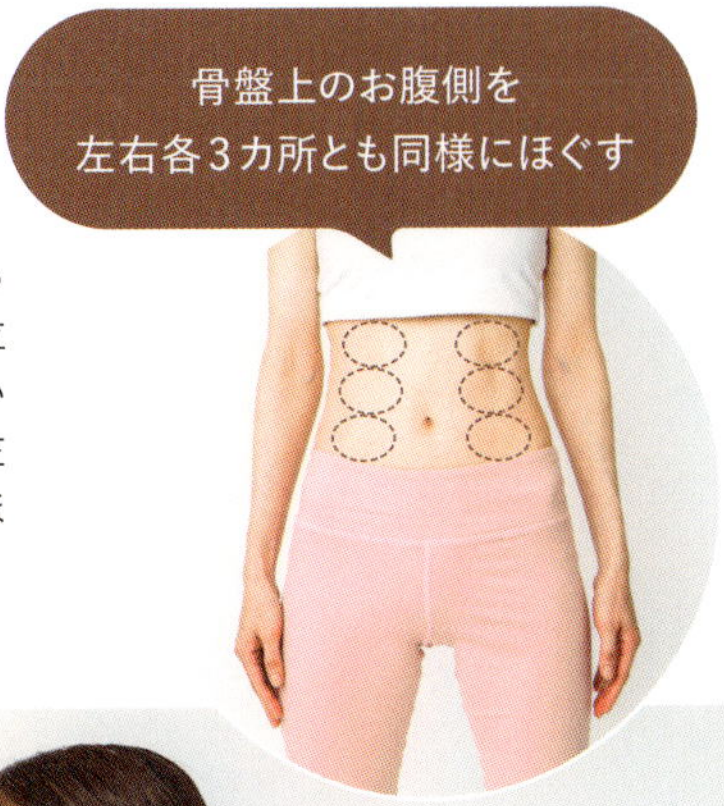
骨盤上のお腹側を
左右各3カ所とも同様にほぐす

← 骨盤のすぐ上から始めて、少しずつ位置を上にずらしていき、右側3カ所、左側3カ所を同様にほぐしていく。

3.

肉をつまんだまま、上半身を軽く反らせる

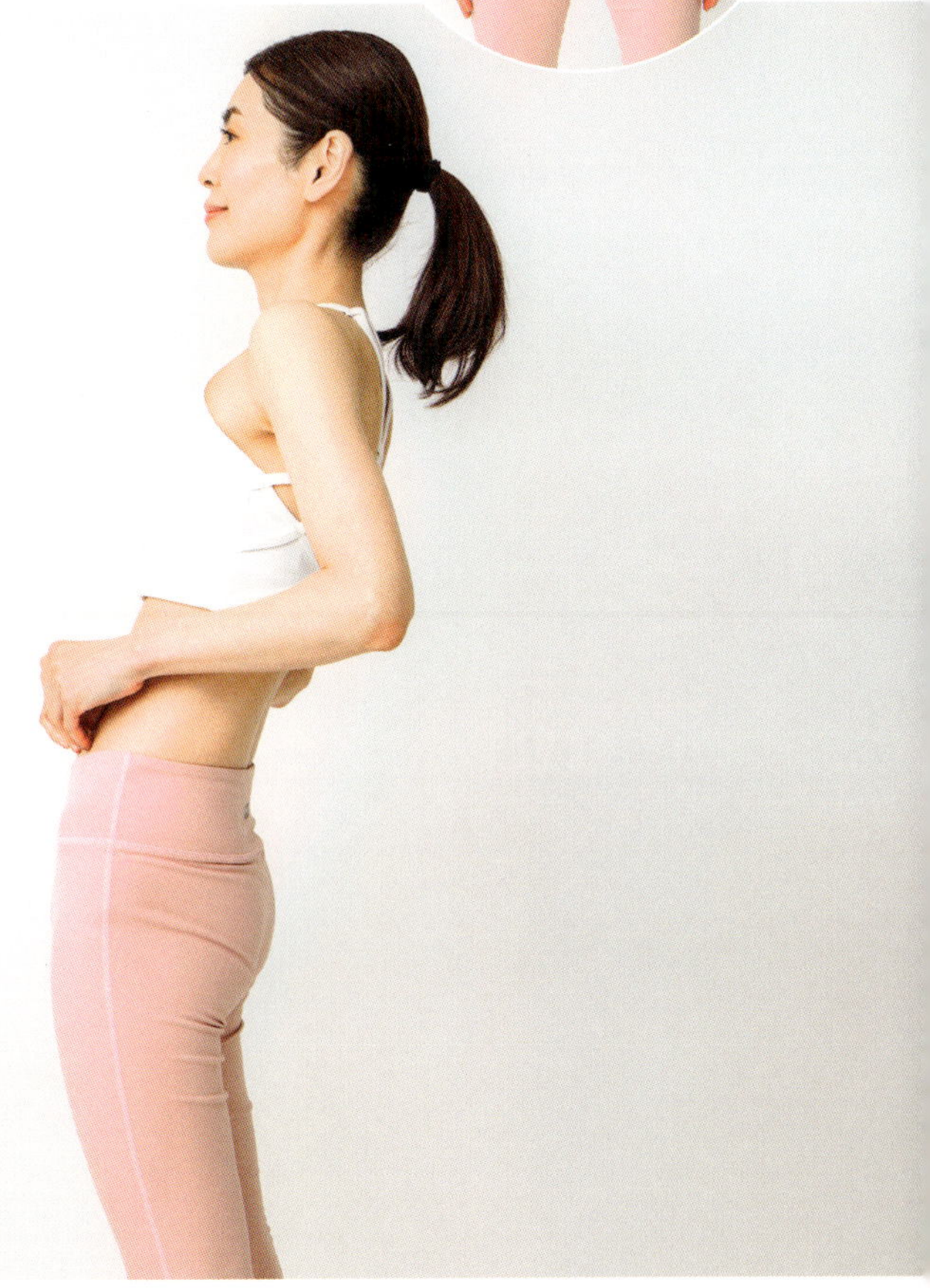

上下にゆらしてほぐしたあと、指でつまんだ肉が軽く弾けて、自然に手から離れるまで、上半身を後ろに反らせていく。お腹の前側6カ所（右上の写真）で同様に行う。

5回

お腹の横側も前側と同様に行う。骨盤のすぐ上から始めて少しずつ位置を上にずらし、左右各3カ所に分けてつまみ、ほぐしていく。

4. 脇腹側も同様に3カ所に分けてほぐす

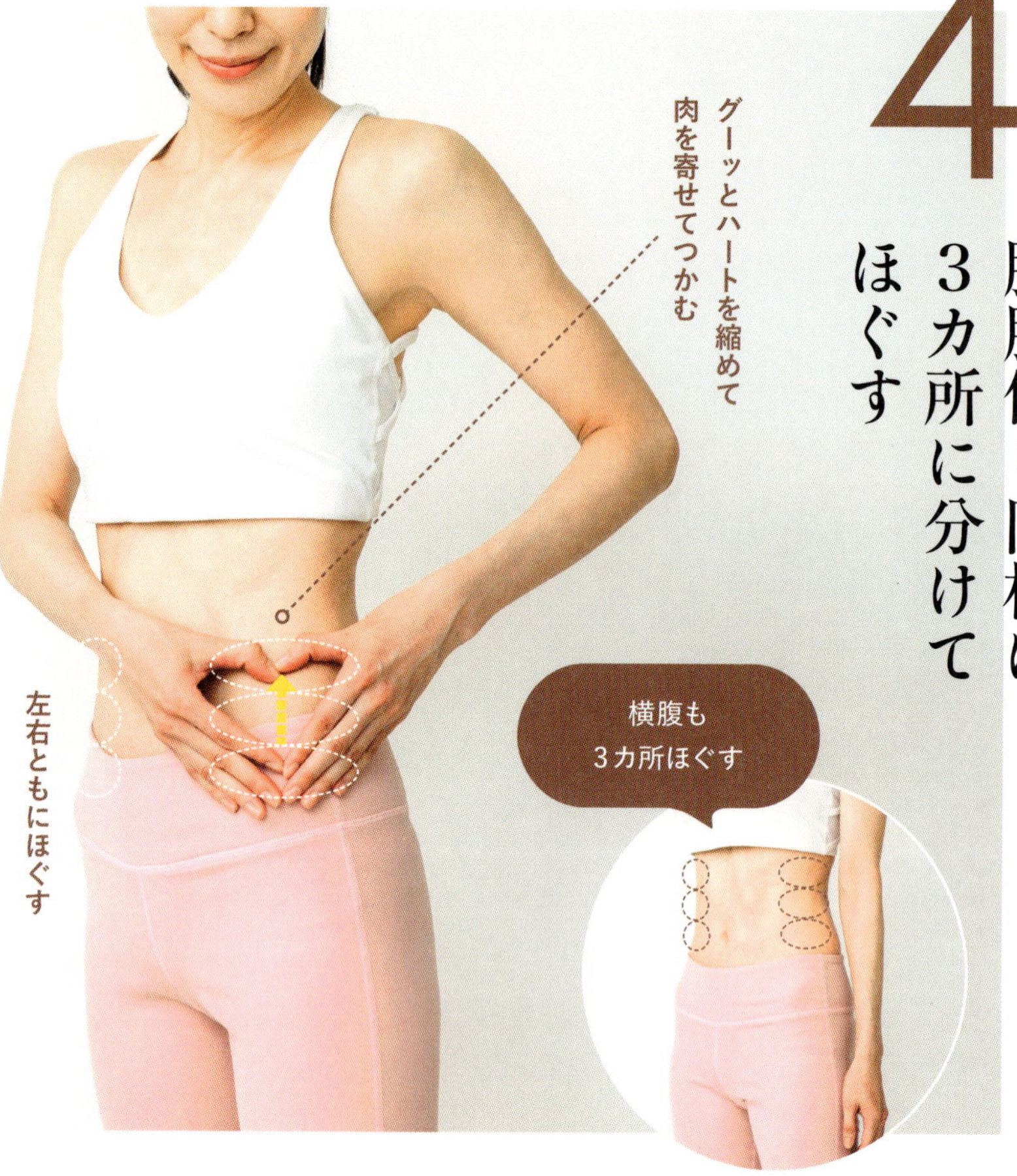
グーッとハートを縮めて肉を寄せてつかむ
左右ともにほぐす
横腹も3カ所ほぐす

POINT

肋骨下から始まって骨盤を覆うように広範囲にある腹斜筋

腹斜筋（赤い部分）、いわゆる脇腹の筋肉は、肋骨の下から骨盤全体を覆うようについている。骨盤より上の部分の筋肉をつまみほぐしすることで、骨盤にかかる部分にもアプローチできる。

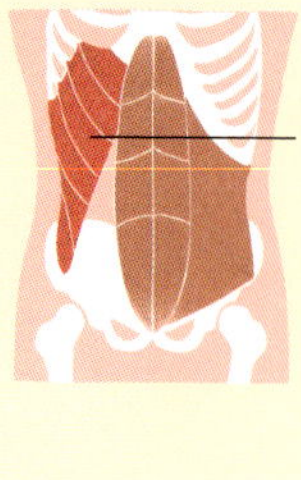
腹斜筋

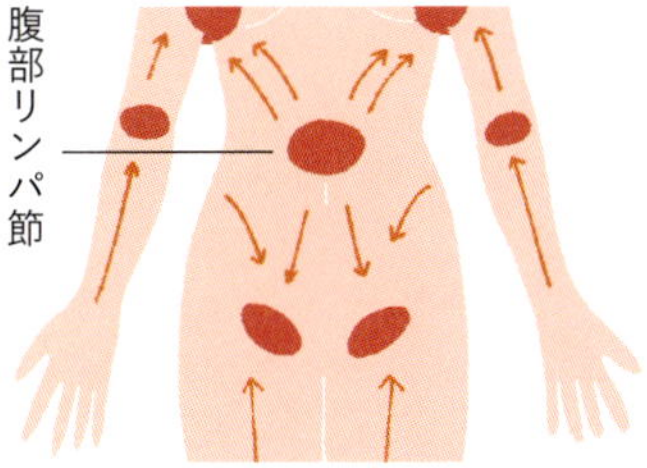

← リンパ管にはポンプ機能はなく、筋肉の収縮や動作がないと流れない。腹部をさすることで、リンパを流していく。

仕上げのリンパ流し

腹部にたくさんある リンパ節に 老廃物を流し込む

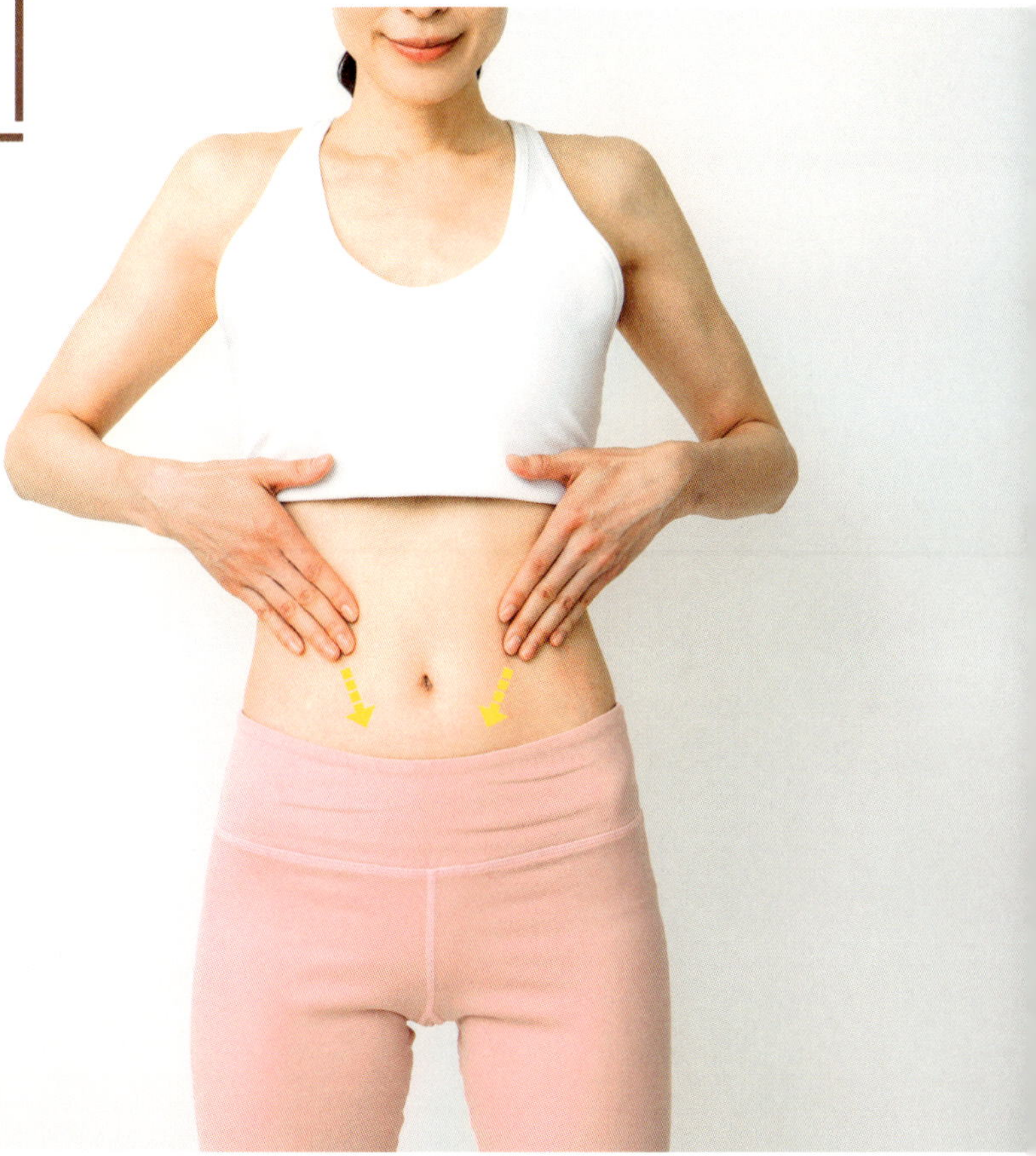

5回

前腹と横腹をほぐし終わったら、おへそのやや上から下へ向かって両手で5回さすり、腹部リンパ節に老廃物を流し込む。

もっと
ほぐしたい！

お腹
つまみほぐし

縮んでくっついてしまっている
筋肉を引きはがすように、
ていねいに、根気よく！

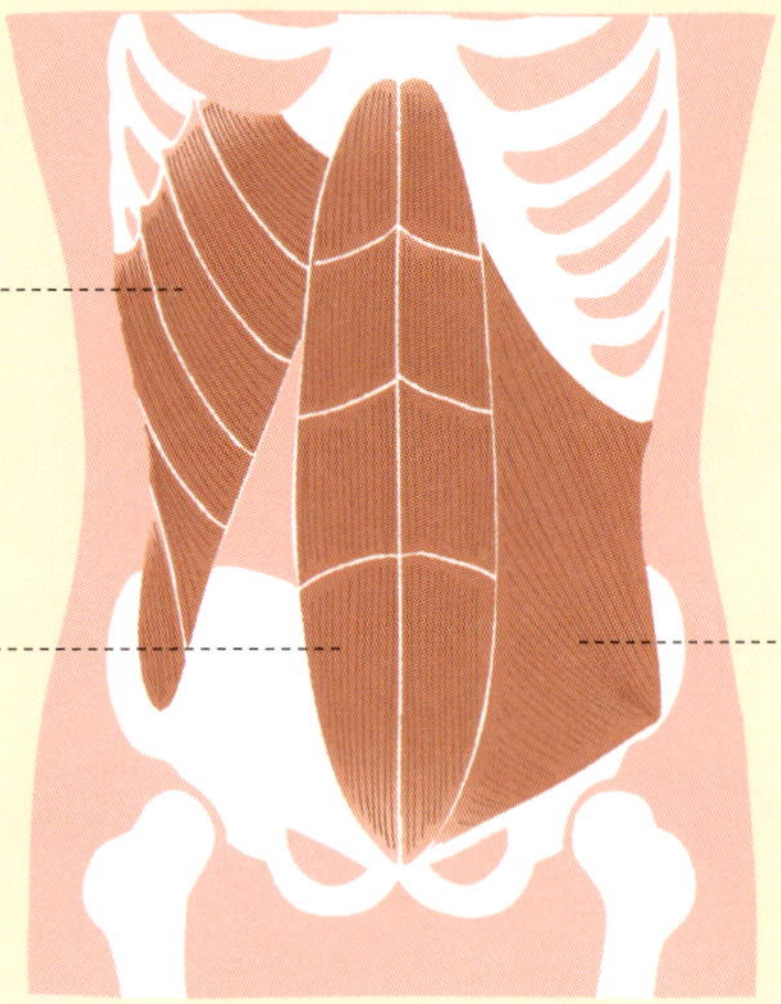

たるんで締まりがないお腹を
引き締め、
腸の動きも活性化させる！

筋肉と筋膜の癒着がとれれば脂肪が取れやすい状態に

お腹の脂肪が減らないのは、食べ過ぎだけが原因ではないかもしれません。リンパの滞りが解消すれば、くびれが出現することも！

ここにアプローチできます！

ほぐす筋肉 … 外腹斜筋　腹直筋　内腹斜筋

流れる経絡 … 胃系　肝系　腎系　脾系

流し込むリンパ節 … そけいリンパ節

こんな不調に … 慢性疲労　胃弱　お腹のぜい肉　肩こり

つまみほぐしポイント

- ☑ お腹の正面部分を12カ所に分けてほぐす
- ☑ 両サイドの脇腹と、下腹部分も小分けしてほぐす
- ☑ 腹部リンパをしっかりさすって流れを促し、最後はそけいリンパ節に流し込む

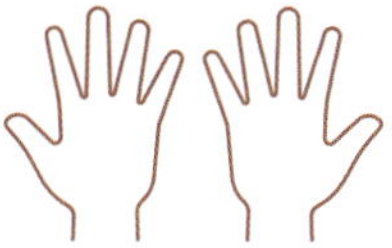

両手＆片手を使ってつまみほぐし！

お腹正面

はじめにCHECK!

お腹の正面を12カ所に分けてまんべんなくほぐす

お腹つまみほぐしでは、下図のように肋骨の下から骨盤の上までの部分を12カ所（縦3×横4カ所）に分け、上から順にほぐしていく。

4つのエリアに分けて
上からほぐしていく

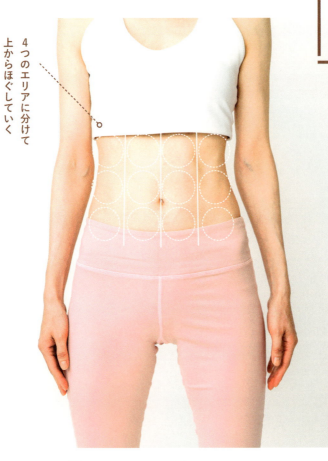

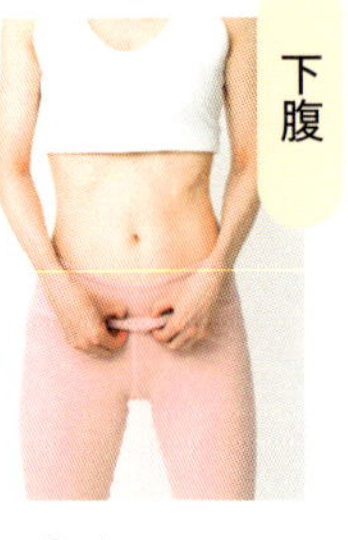
下腹

→86ページ

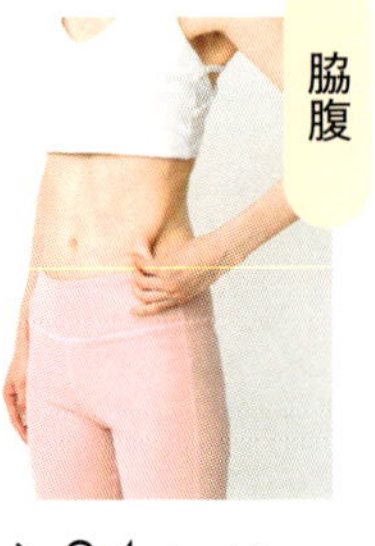
脇腹

→84ページ

→ 正面の肋骨下〜骨盤上までをほぐしたあと、左右の脇腹と骨盤の上〜恥骨の上までの下腹に、順にアプローチしていく。

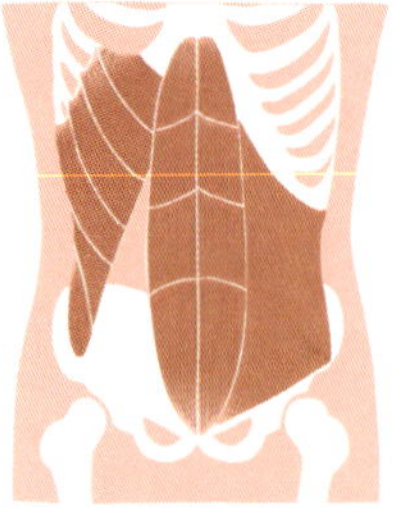

POINT

お腹の前面に、縦長にあるのが腹直筋

肋骨の下から下腹にかけて、縦に長く位置しているのが腹直筋。もともと6つ（または8つ）に割れているが、皮下脂肪が厚いと割れが見えなくなってしまう。内臓を保護する働きも担う。

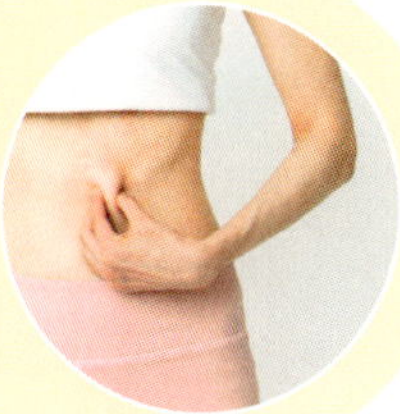

お腹正面

1. おへそのすぐ左のライン、肋骨のすぐ下を縦につまんでゆらす

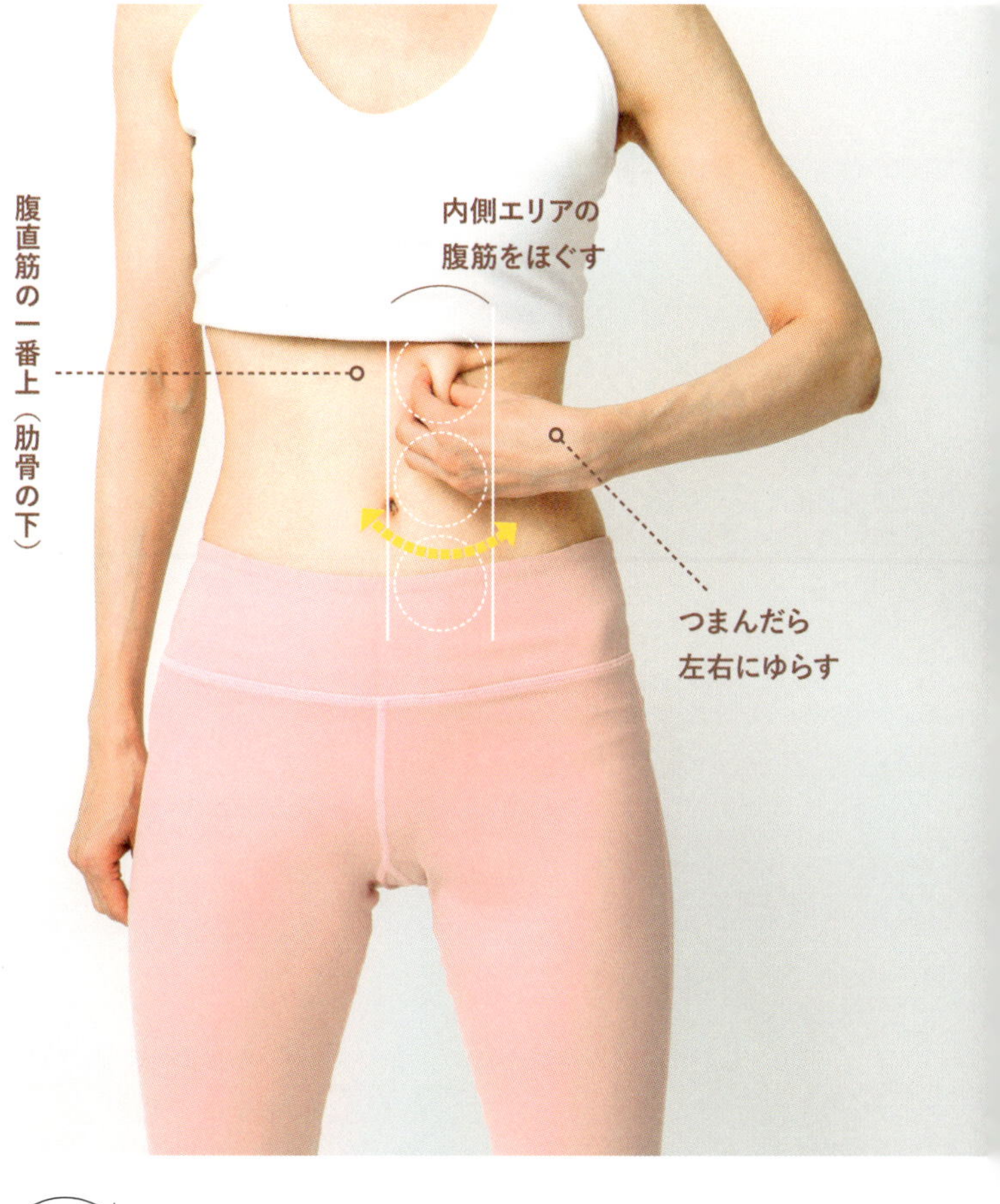
腹直筋の一番上（肋骨の下）
内側エリアの腹筋をほぐす
つまんだら左右にゆらす

5回

おへそのすぐ左側のラインからスタート。肋骨のすぐ下の部分を縦につまんで3秒間圧をかけ、左右に5回ゆらしてほぐす。

お腹正面

2.

1でつまんだ少し下をつまんでゆらす

5回

1でつまんだ部分から少し下に位置をずらし、肋骨下と骨盤上の真ん中あたりの部分を縦につまんで3秒間圧をかけ、左右に5回ゆらしてほぐす。

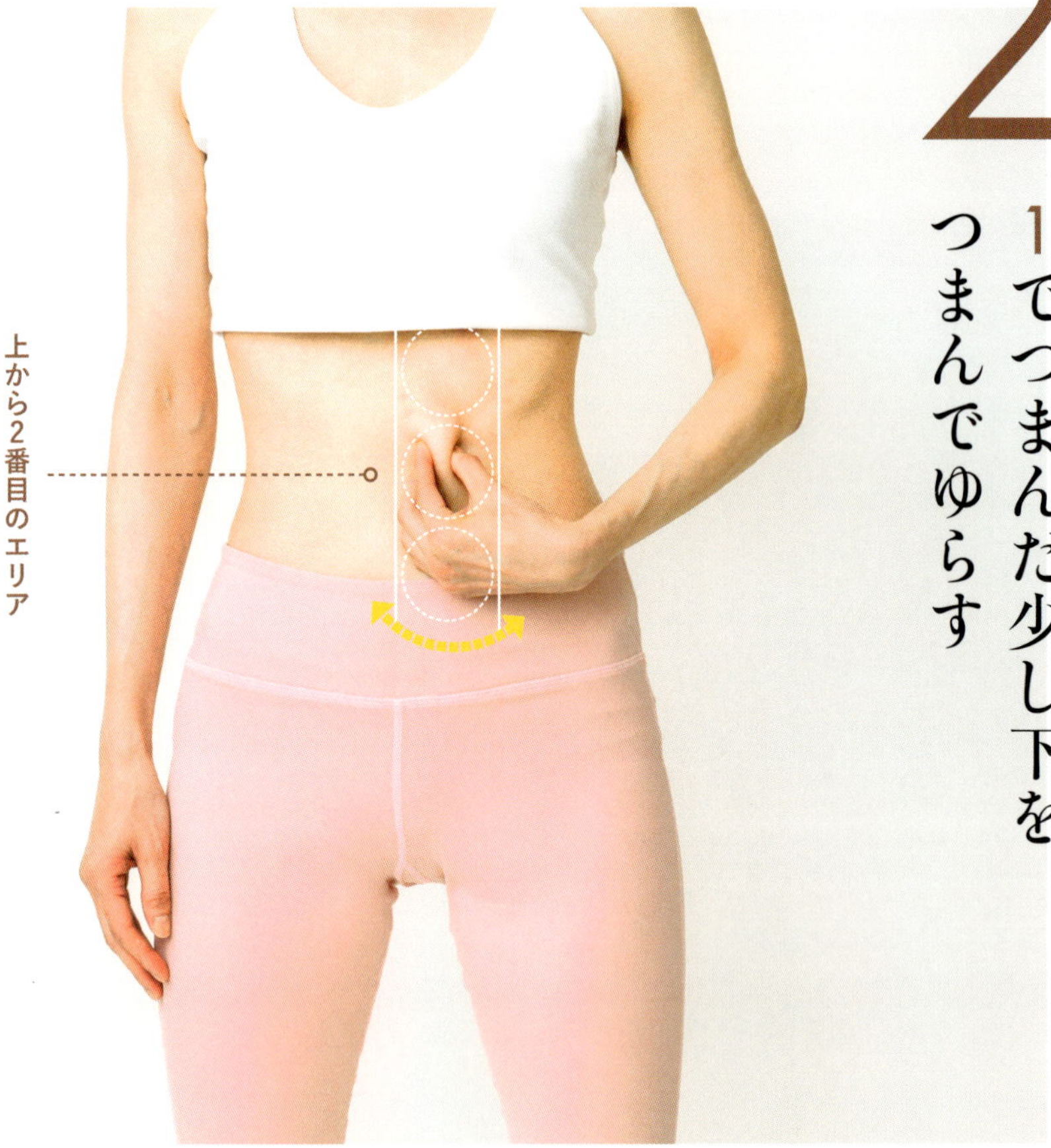
上から2番目のエリア

POINT

ここで狙うのは腹直筋の上から2つ目の「割れ」

腹筋が割れていることを「6パック」などと呼ぶが、実は腹直筋はもともと6つ（または8つ）に割れている。ここでつまみほぐしするのは、上から2つ目の部分になる。

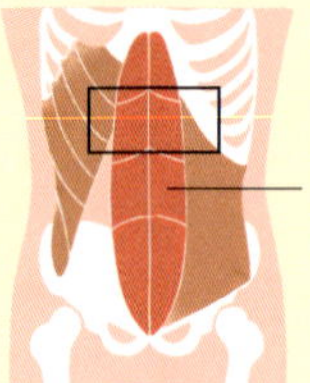
＼ココを狙う！／
腹直筋

POINT

狙うのは骨盤の上のあたり、腹直筋の上から3つ目の割れ

さらにつまむ位置を下げて、腹直筋の上から3つ目の割れ目にアプローチ。どうしても縦につまめない場合は、横につまんでもOK。ゆらしてほぐしているうちに、だんだんつまみやすくなっていく。

お腹正面

3.

2より下、骨盤の上をつまんでゆらす

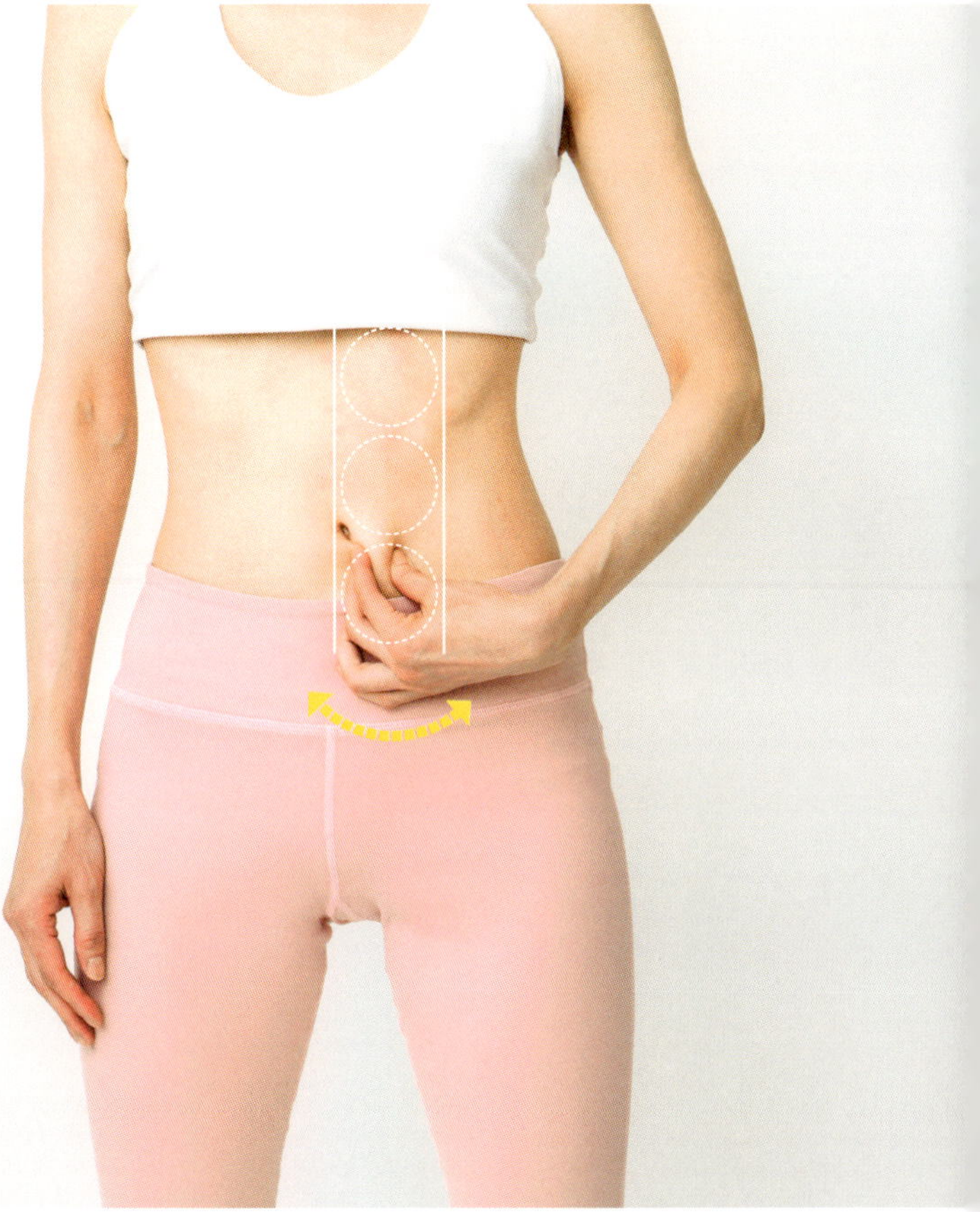

5回

2でつまんだ部分からさらに下に位置をずらし、骨盤の上のあたりの部分を縦につまみ、左右に5回ゆらしてほぐす。その左側のラインも同様に3カ所ほぐす。お腹の右側も同様に行う。

お腹の横、いわゆる脇腹部分をほぐしていく。お腹の前部分と同様に、肋骨と骨盤の間を3カ所に分けて、上からほぐしていく。

脇腹

はじめに CHECK!

脇腹部分も念入りにほぐす

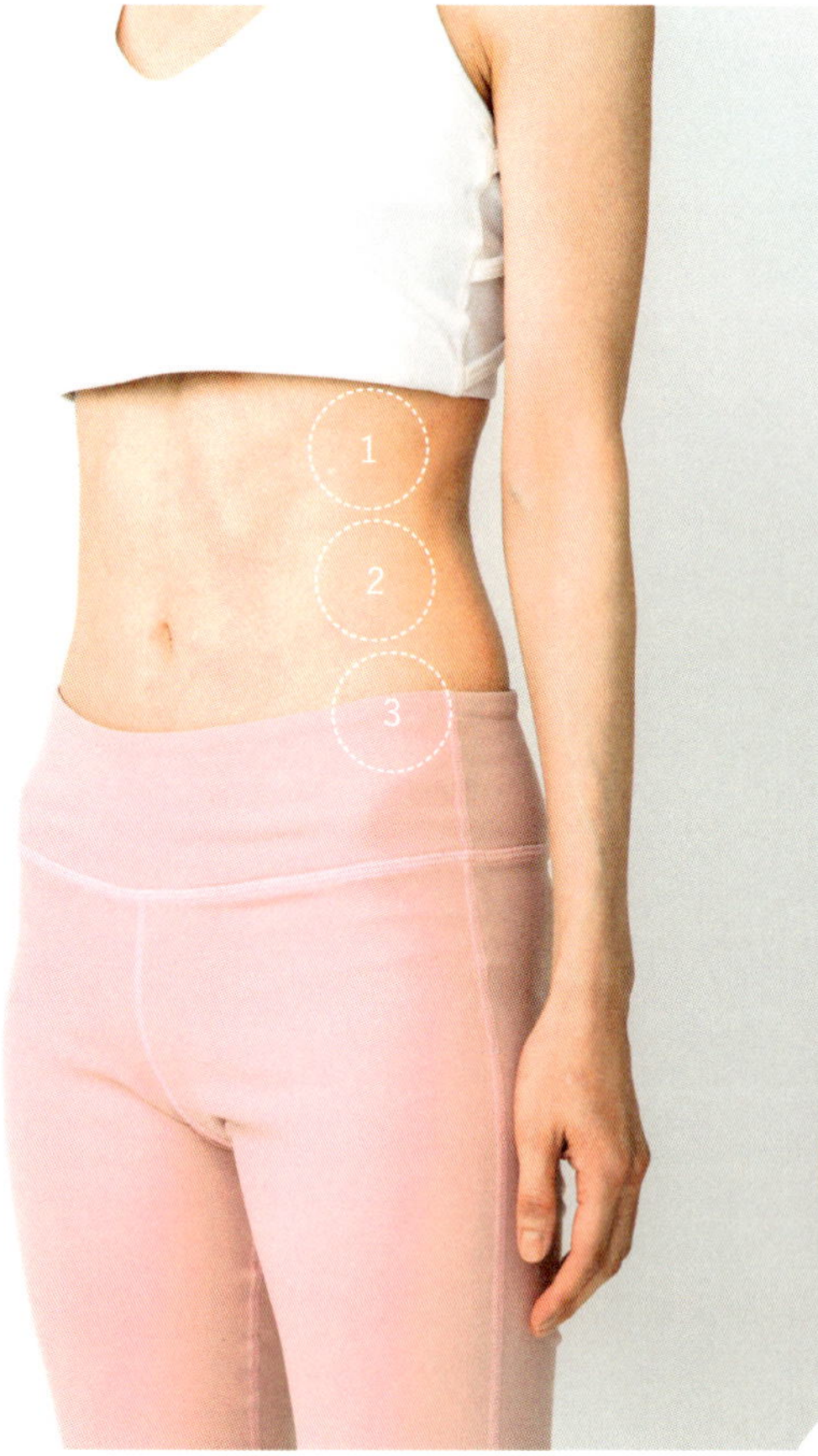

つまんで
ゆらゆらゆする
ことでほぐれる！

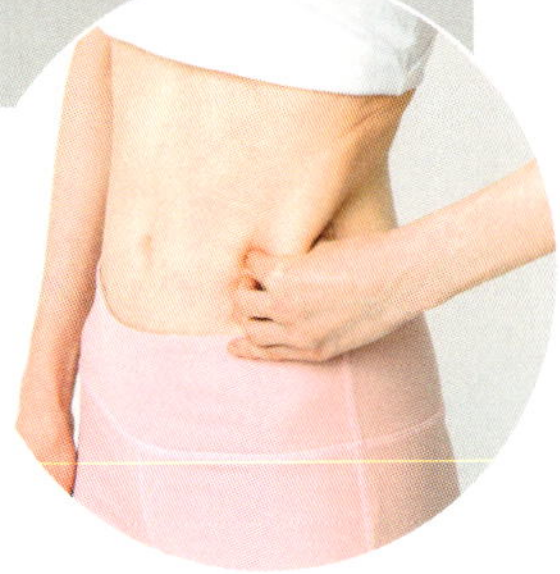

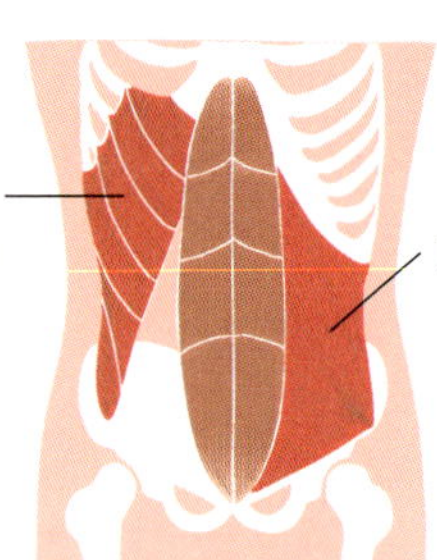

← 脇腹の筋肉を腹斜筋という。表層部にあるのが外腹斜筋、その内側にあるのが内腹斜筋。

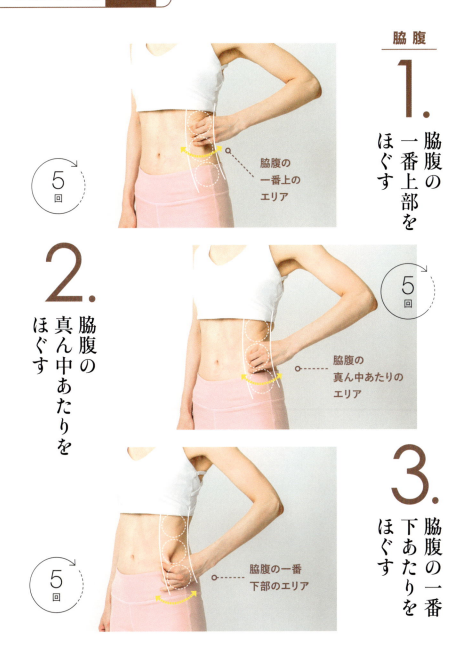

脇腹

1. 脇腹の一番上部をほぐす

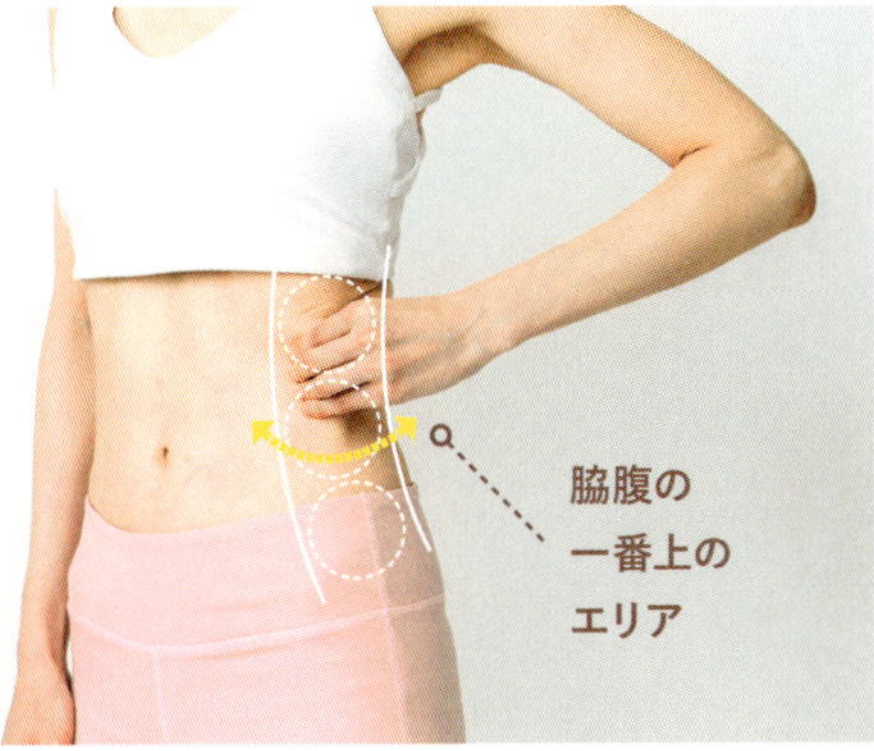
脇腹の
一番上の
エリア

5回

2. 脇腹の真ん中あたりをほぐす

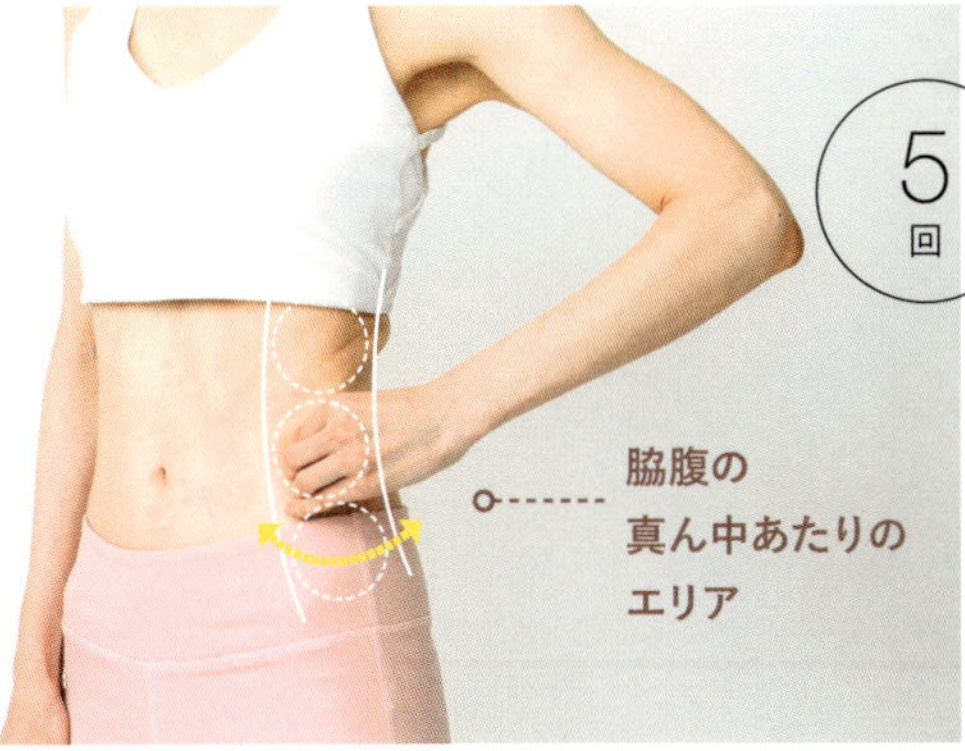
5回
脇腹の
真ん中あたりの
エリア

3. 脇腹の一番下あたりをほぐす

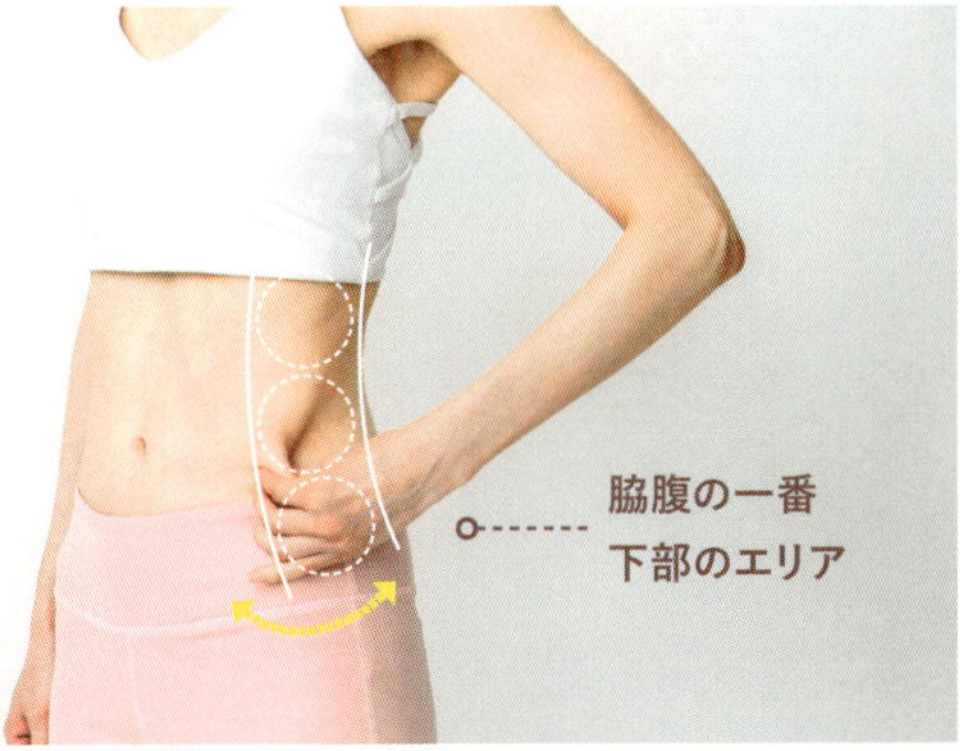
脇腹の一番
下部のエリア

5回

肋骨と骨盤の間の脇腹を3カ所に分ける。上から順に、それぞれ縦につまんで3秒間圧をかけ、左右に5回ゆらしてほぐす。反対側も同様に。

下腹

はじめにCHECK!

下腹は5カ所に分けてまんべんなくほぐす

正面でほぐしたエリアよりもさらに下の下腹部分を、下に示したように5カ所に分けて、番号順にほぐしていく。

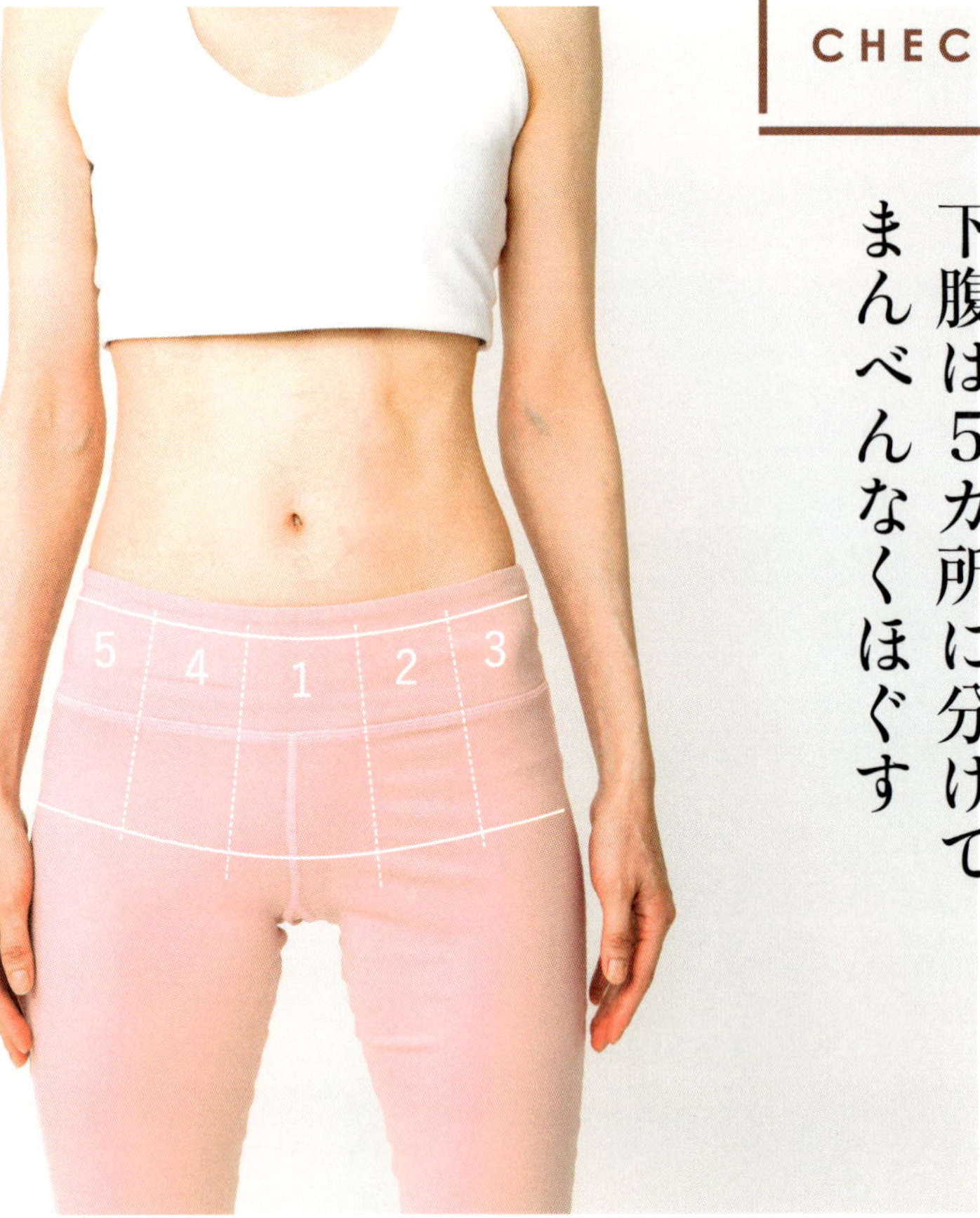

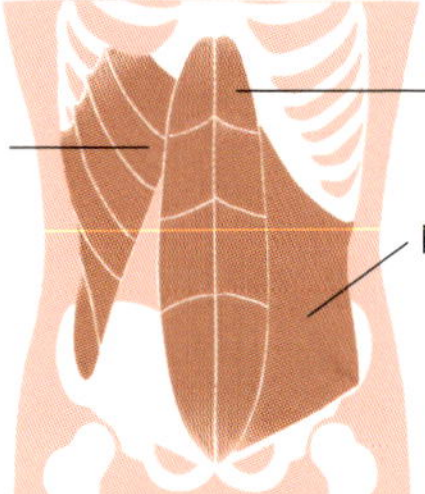

→ いわゆる下腹の筋肉は、正面が腹直筋、その横に外腹斜筋が。その内側には、外腹斜筋を助ける内腹斜筋もある。

下腹

1. 恥骨の上エリアの真ん中をほぐす

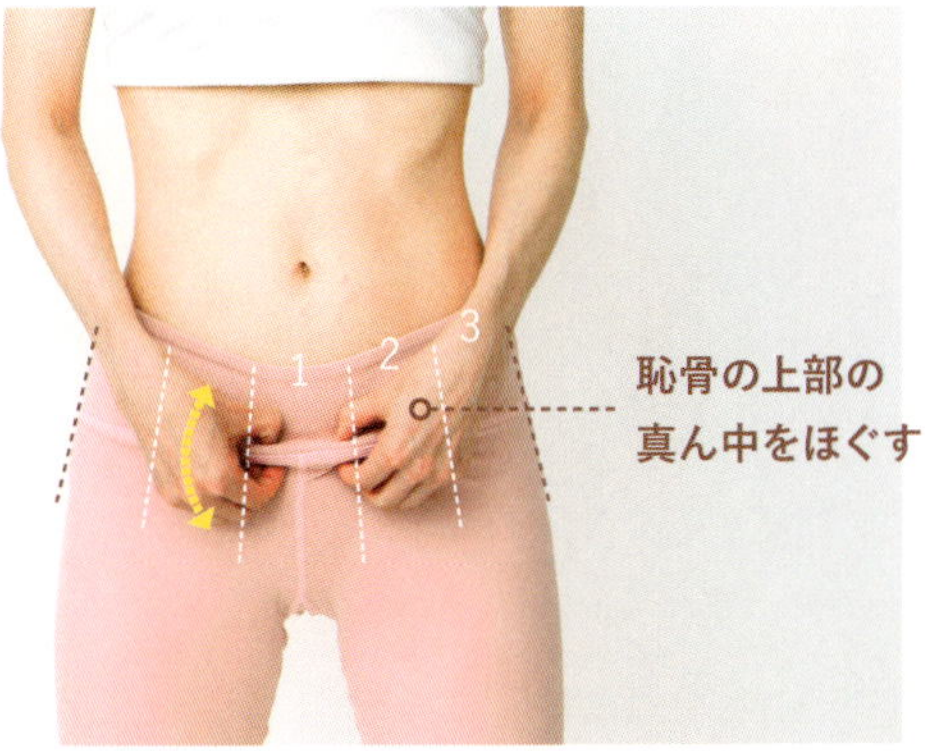
1
2
3
恥骨の上部の
真ん中をほぐす

5回

2. 恥骨の上エリアの横をほぐす

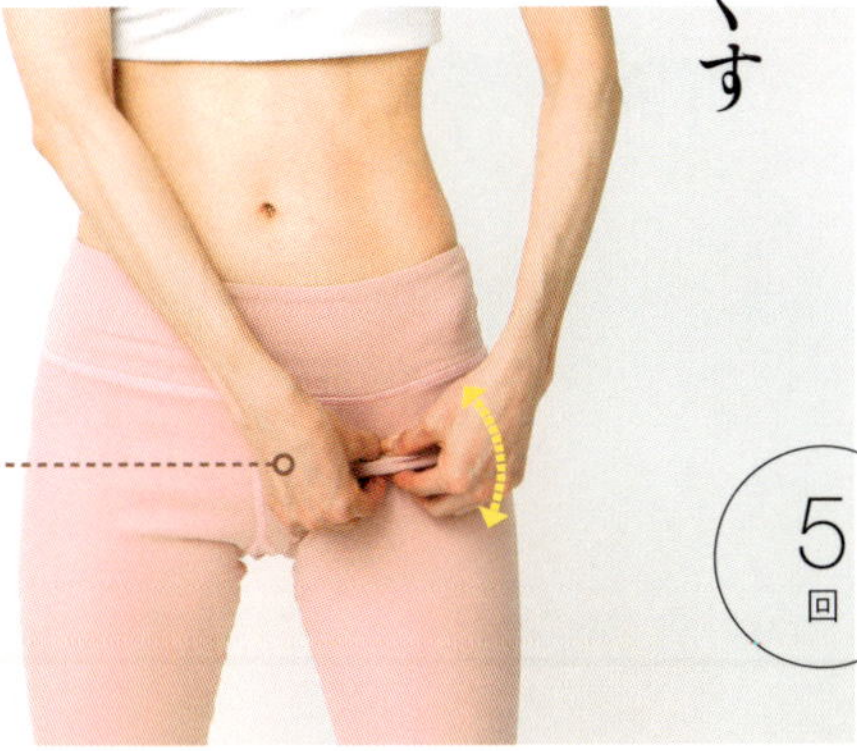
1の少し
左側をほぐす

5回

3. 恥骨の上エリアの左端をほぐす

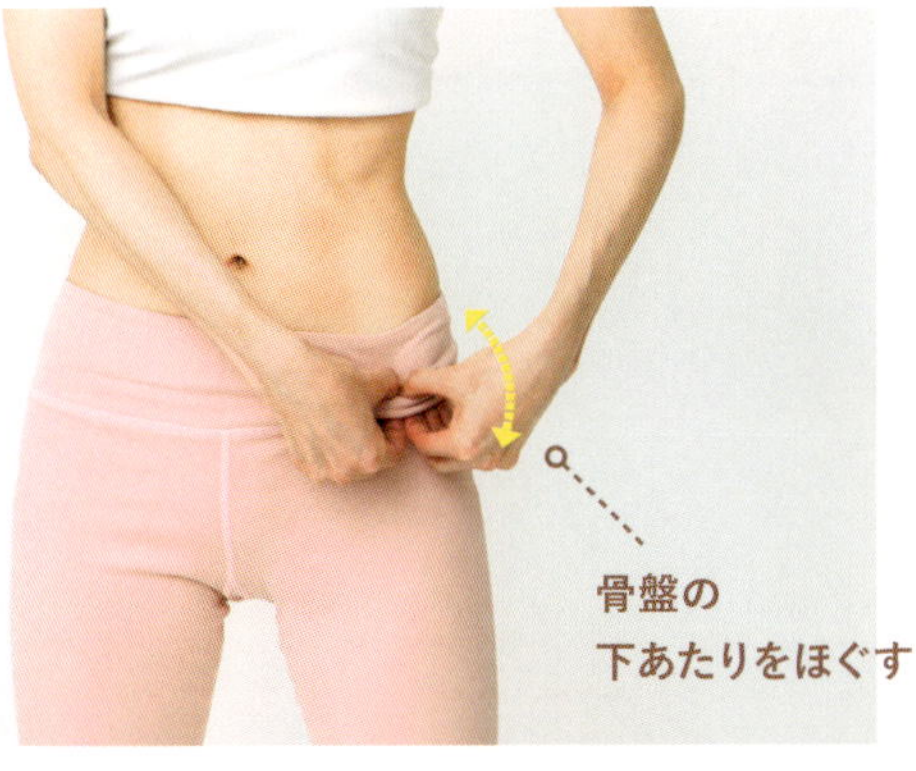
骨盤の
下あたりをほぐす

5回

おへそと恥骨の中間あたりを両手でつまんで3秒間圧をかけ、上下に5回ゆらしてほぐす。次にやや左にずらした箇所、さらに左上にずらした骨盤の下あたりを同様にほぐす。右サイドも同様に行う。

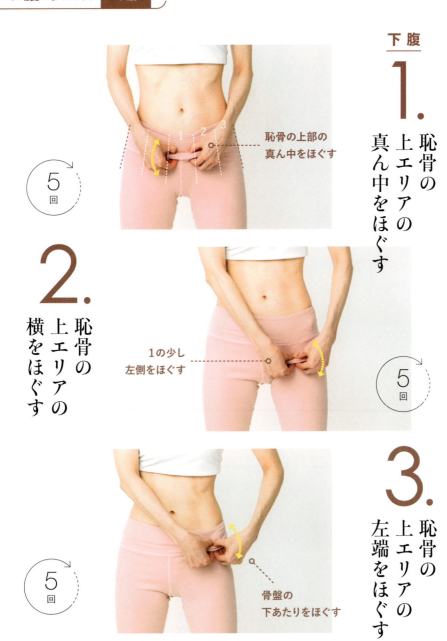

仕上げの
リンパ流し

しっかりほぐしたら老廃物をそけいリンパ節に流し込んでデトックスを促す

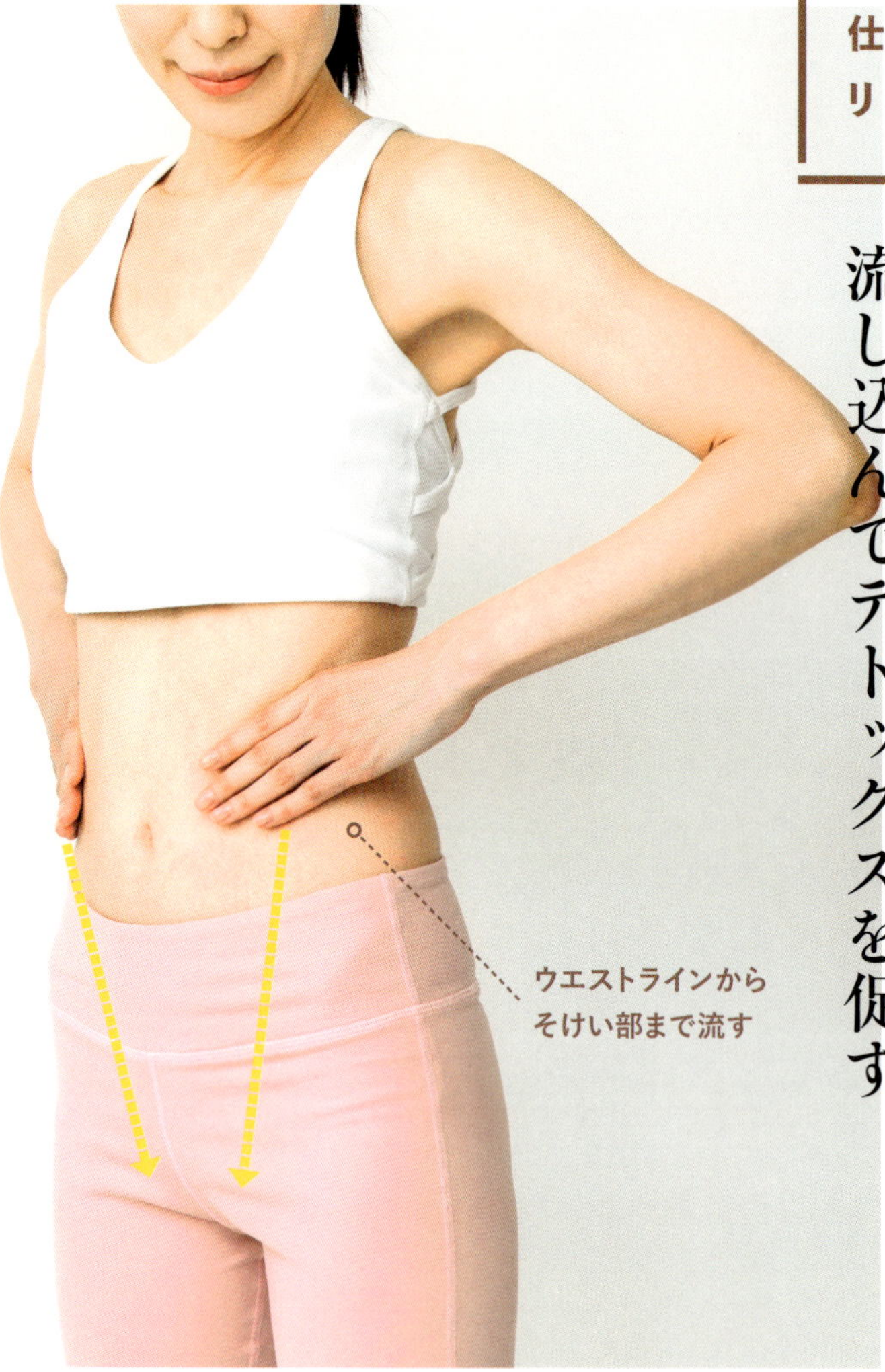

POINT

**腹部リンパは滞ると
さまざまな
不調を呼ぶ重要な場所！**

腹部リンパの流れが滞ると、むくんで腰まわりが太くなるだけでなく消化不良や便秘、婦人病、肌荒れなどの不調の原因となる可能性が。

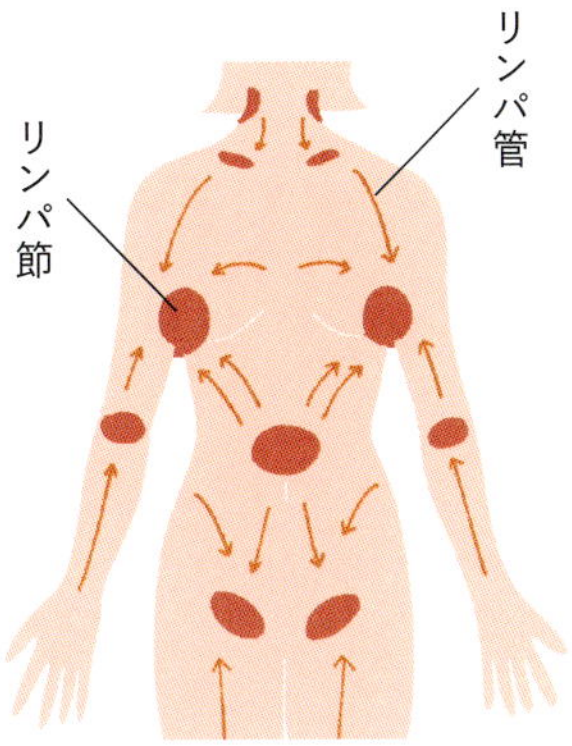
リンパ管
リンパ節

女性は気をつけたい！ 腹部リンパの滞り

← 腹部リンパは子宮や卵巣、腸に近い位置にあるため、この流れが滞るとその働きが鈍り、生理不順や婦人病、便秘などの不調に直結。逆にここをほぐすことで一気に体調がよくなるケースも。

腹部リンパを流して
改善が期待できる症状

- 便秘
- 冷え性
- 代謝が下がって太りやすい
- 顔色･血色が悪い

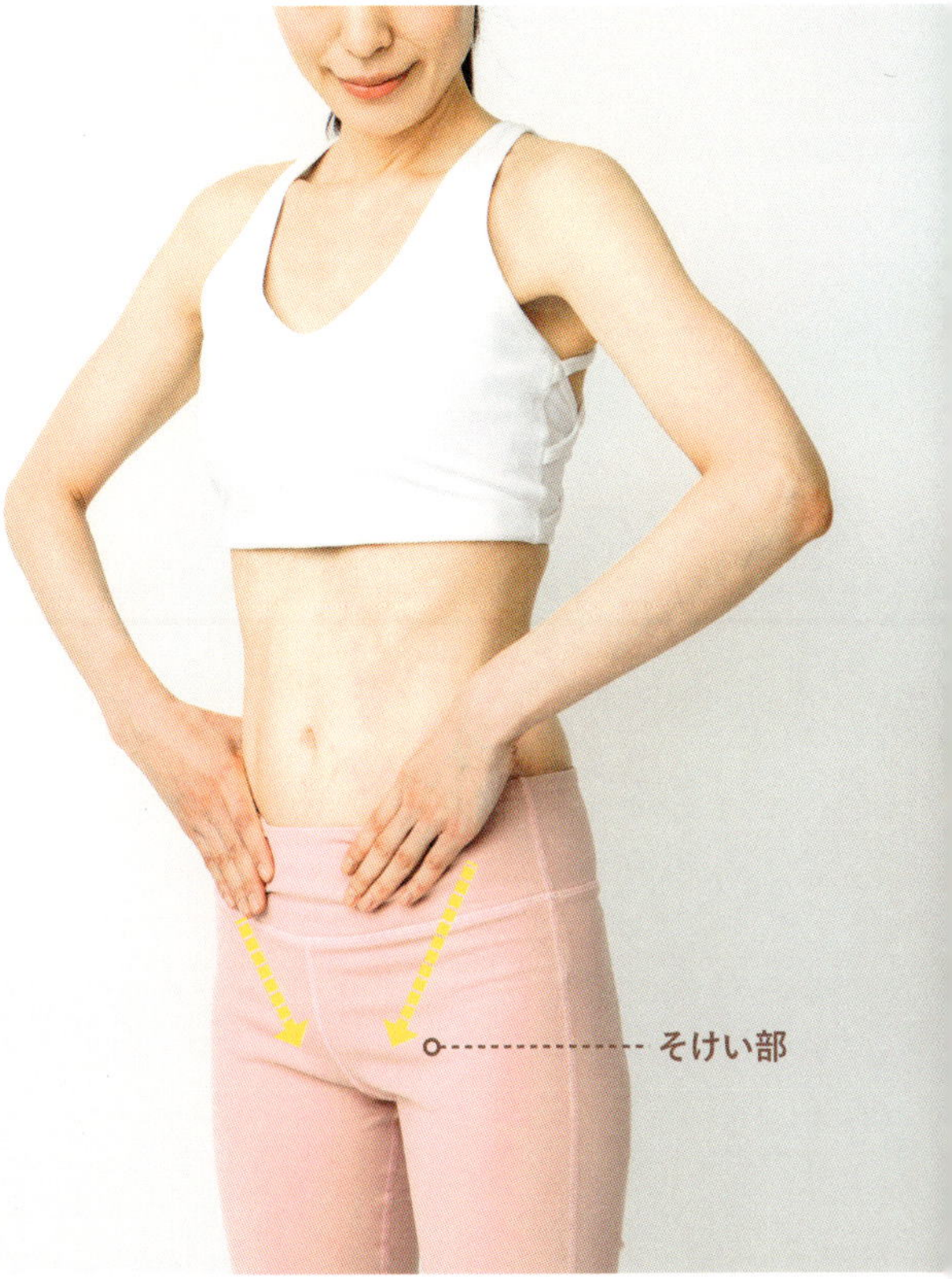
そけい部

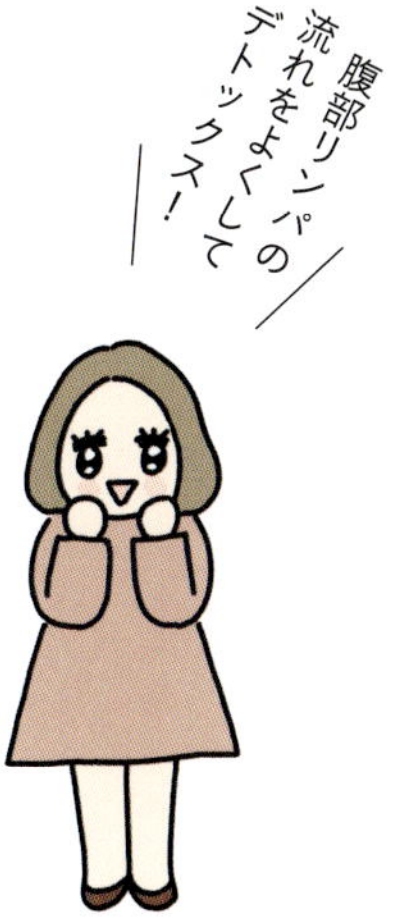
腹部リンパの
流れをよくして
デトックス!

5
回

ウエストラインからそけい部に向かって、左右の手のひら全体を使ってやや強めに5回さすり、老廃物をそけいリンパ節に流し込む。

もっと ほぐしたい！

お尻
つまみほぐし

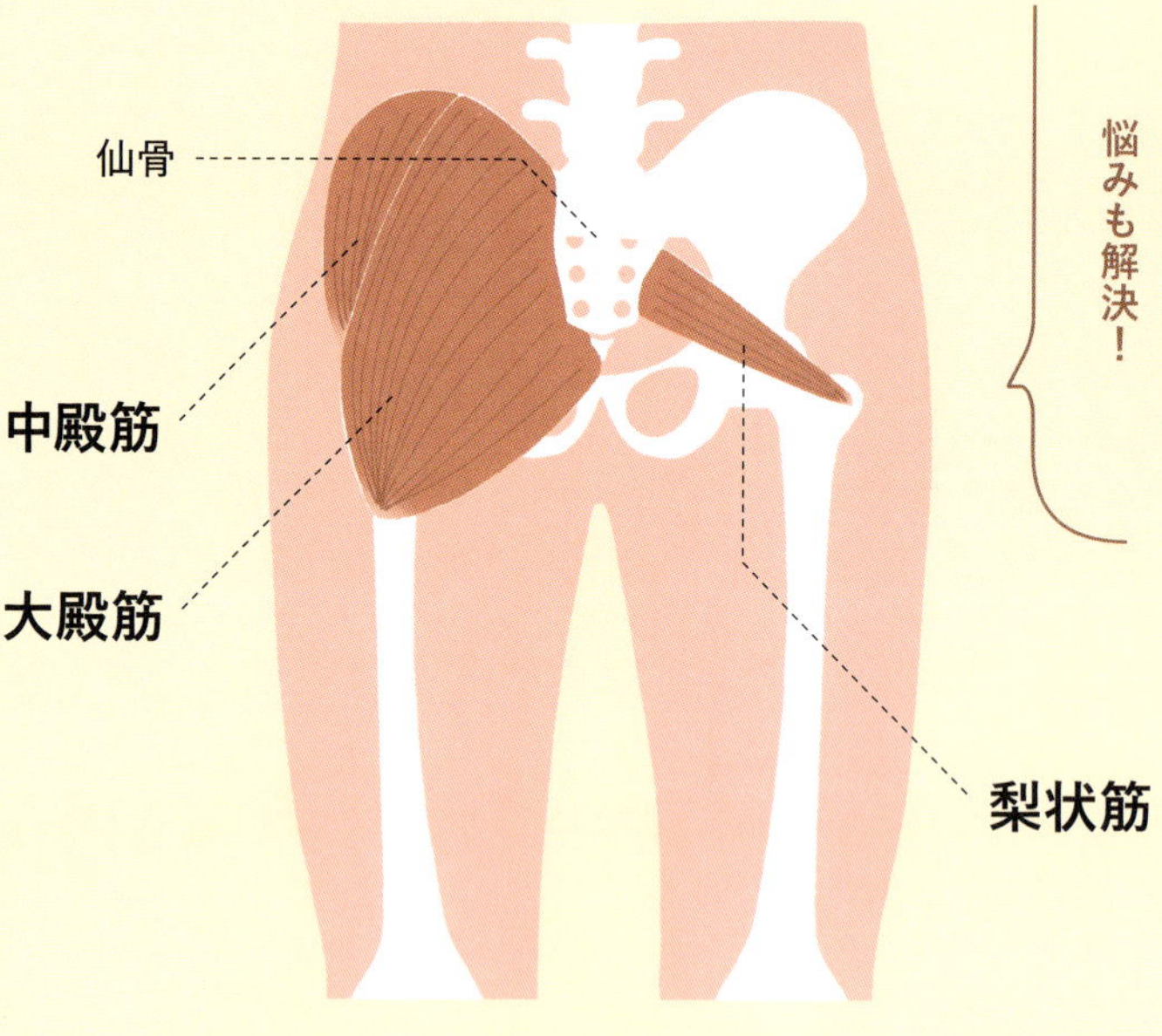

お尻の柔らかさを取り戻し、尿もれ、尿失禁などの悩みも解決！

ぜい肉がついて大きくなった**デカ尻**、
筋肉がなく正しく使えていない
扁平尻を改善！

きゅっと締まった美尻を叶え 女性特有の悩みも改善

お尻の筋肉は日常の動きでは、なかなかこりに気づけない部分。つまみほぐしで筋肉を引き締め、泌尿器周辺の働きも活性化できる。

ここにアプローチできます！

ほぐす筋肉…中殿筋　大殿筋　梨状筋

流れる経絡…胆系　膀胱系

流し込むリンパ節…そけいリンパ節

こんな不調に…腰痛　頻尿　残尿感　生理不順

つまみほぐしポイント

- ポイントは仙骨。体重を支え、神経や血管を保護する骨盤の一部
- まずは仙骨に癒着したお尻の筋肉をゆらして、はがす
- つぎにお尻の大きな筋肉、大殿筋をつまみほぐしで柔らかく

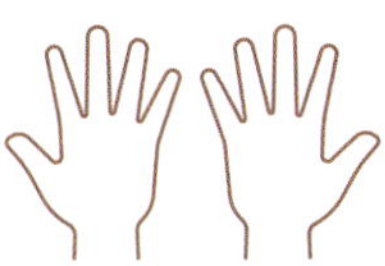

両手＆片手を使ってつまみほぐし！

はじめに CHECK!

仙骨周辺で硬くなった筋肉と筋膜をゆるめ、固まったお尻をリリース

仙骨は背骨の下、骨盤の後ろ側にある大きな三角形の骨。大殿筋とくっついて固まった状態を、つまみほぐして解消していく。

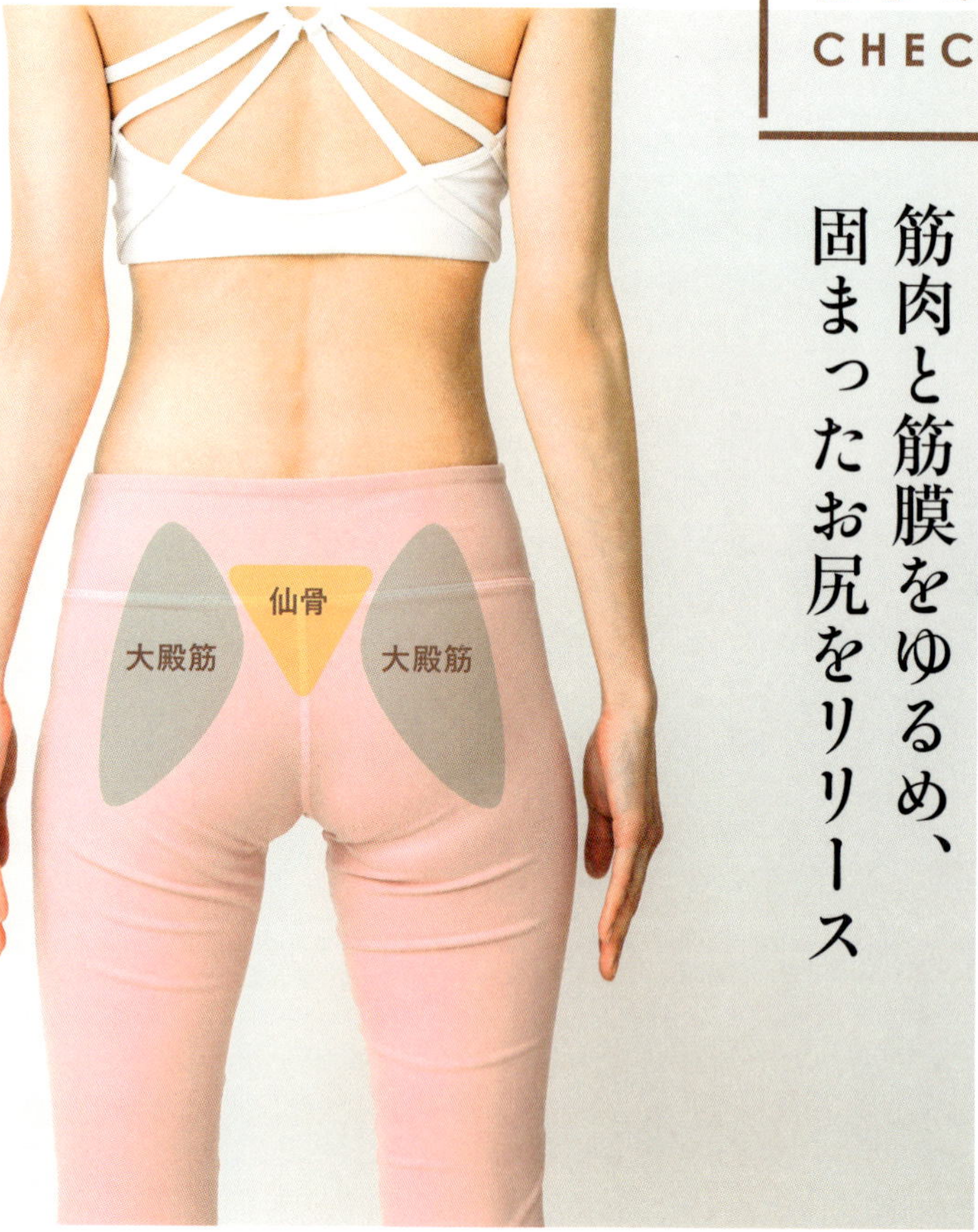

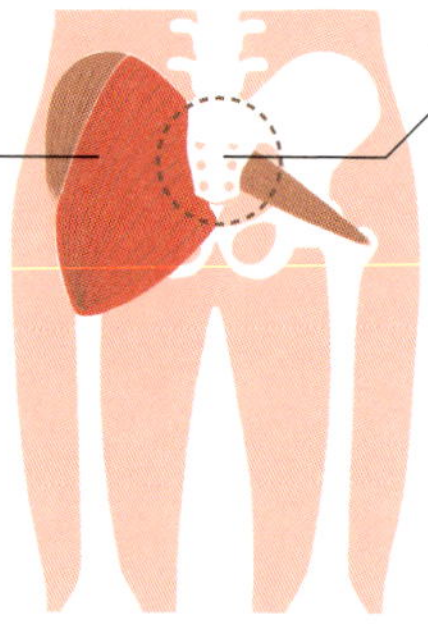

→ お尻の筋肉の代表で、一番大きいのが大殿筋（イラストの赤い部分）。仙骨と接している部分が多い。仙骨周辺からほぐし始めるとお尻全体がゆるみやすい。

POINT

つまめないときは
こするような動きでもOK

お尻は脂肪がついている人も多いため、つまみにくいことも。そういう場合は肉を多めにつかんだり、仙骨の1辺に指を置いて、ゴシゴシこするように動かしてもOK。

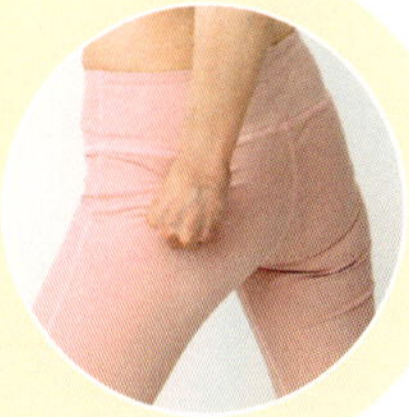

1.

仙骨の横の部分をつまんでゆらす

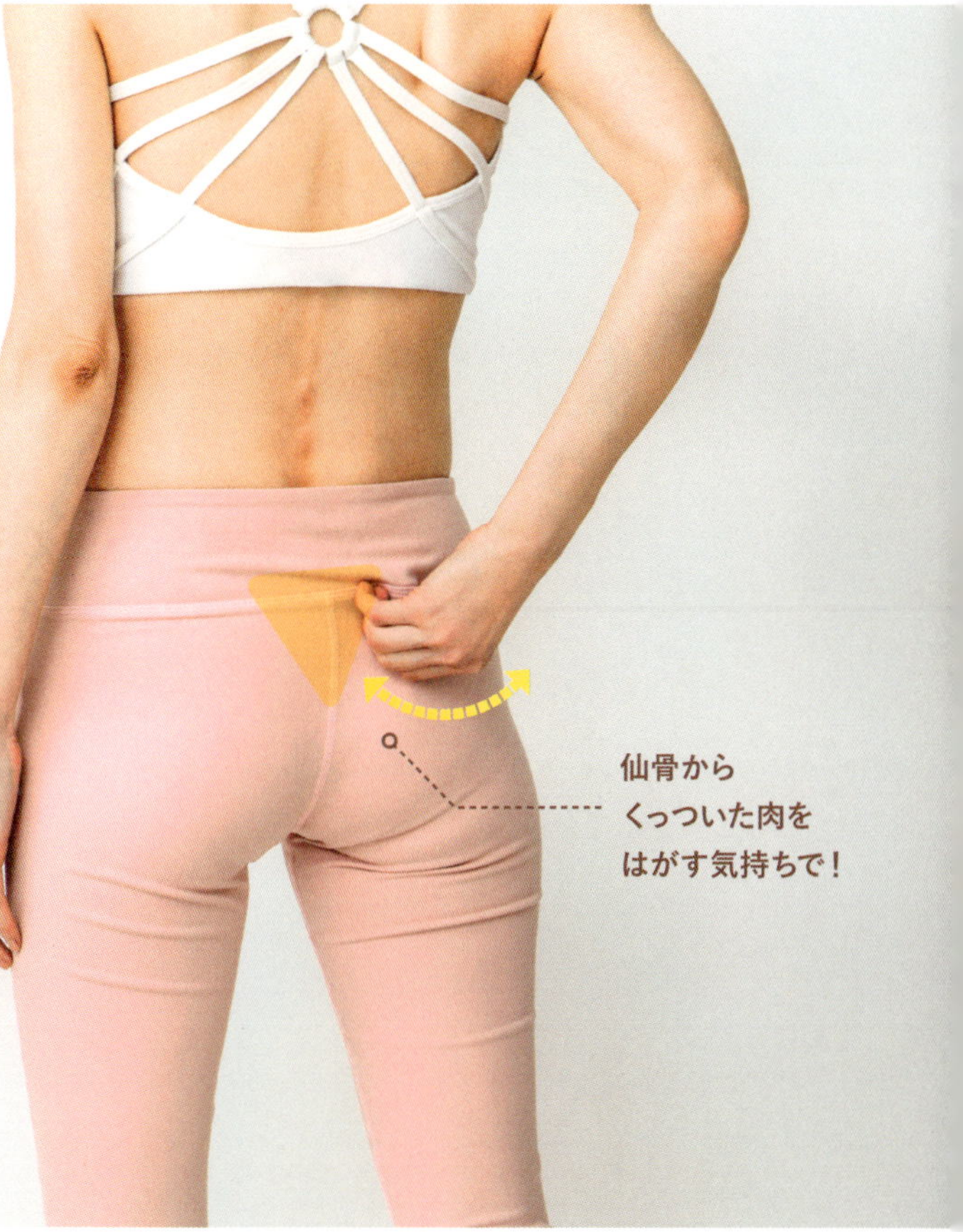
仙骨から
くっついた肉を
はがす気持ちで！

5
回

右手で骨盤の上部、背骨よりやや右側の部分（仙骨の1辺）をつまんで3秒間圧をかけ、左右に5回動かしてゆらす。反対側も同様に行う。

2. 大殿筋をほぐしてリリース

→ お尻の大部分を占めるのが大殿筋（イラストの赤い部分）。上部・真ん中・下部と場所を変えて同様にほぐすと、さらに筋肉のこわばりがゆるめられる。

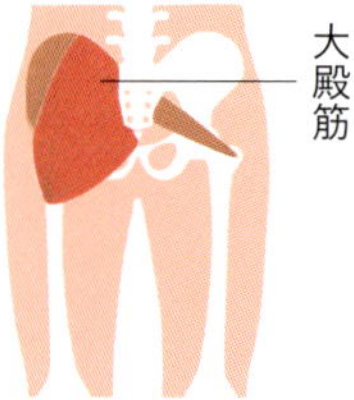

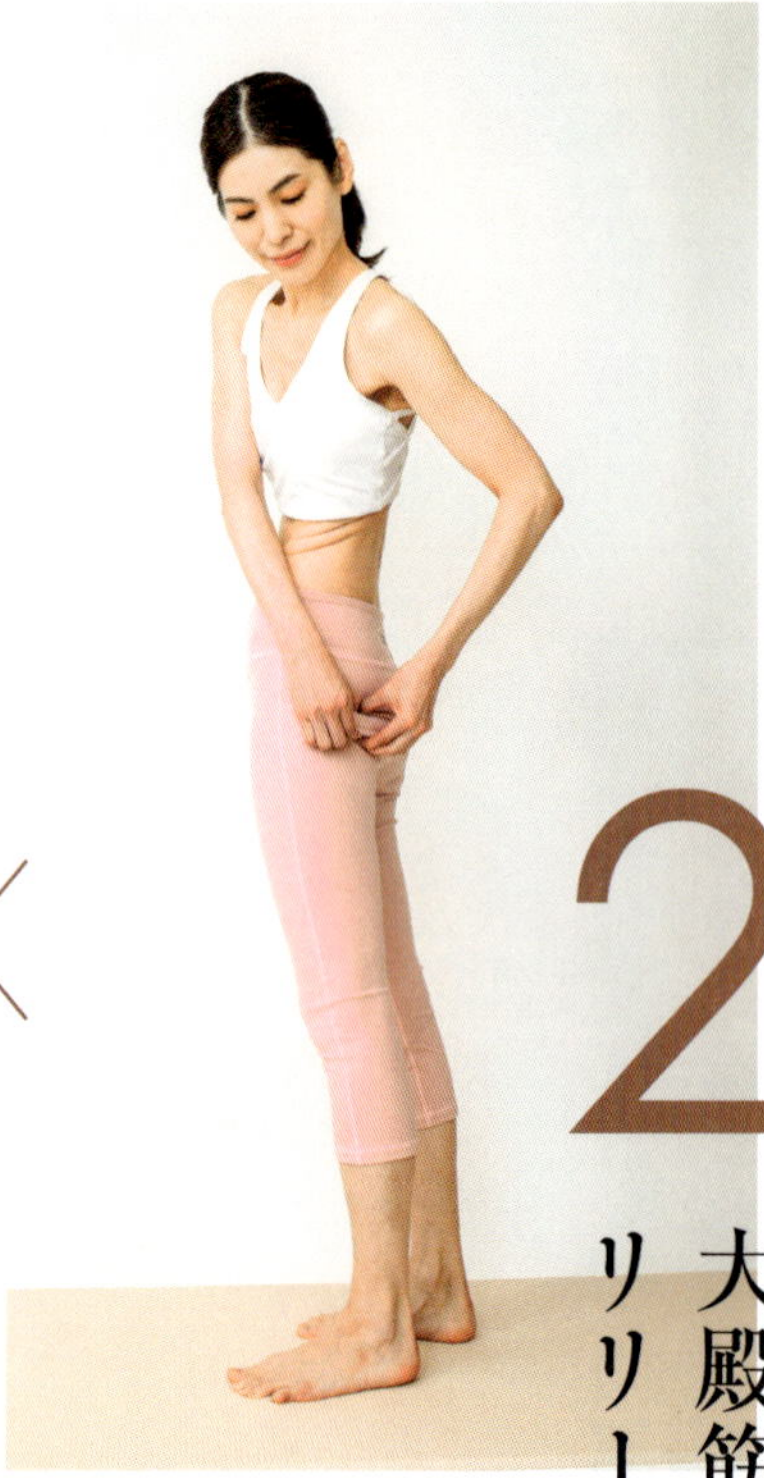

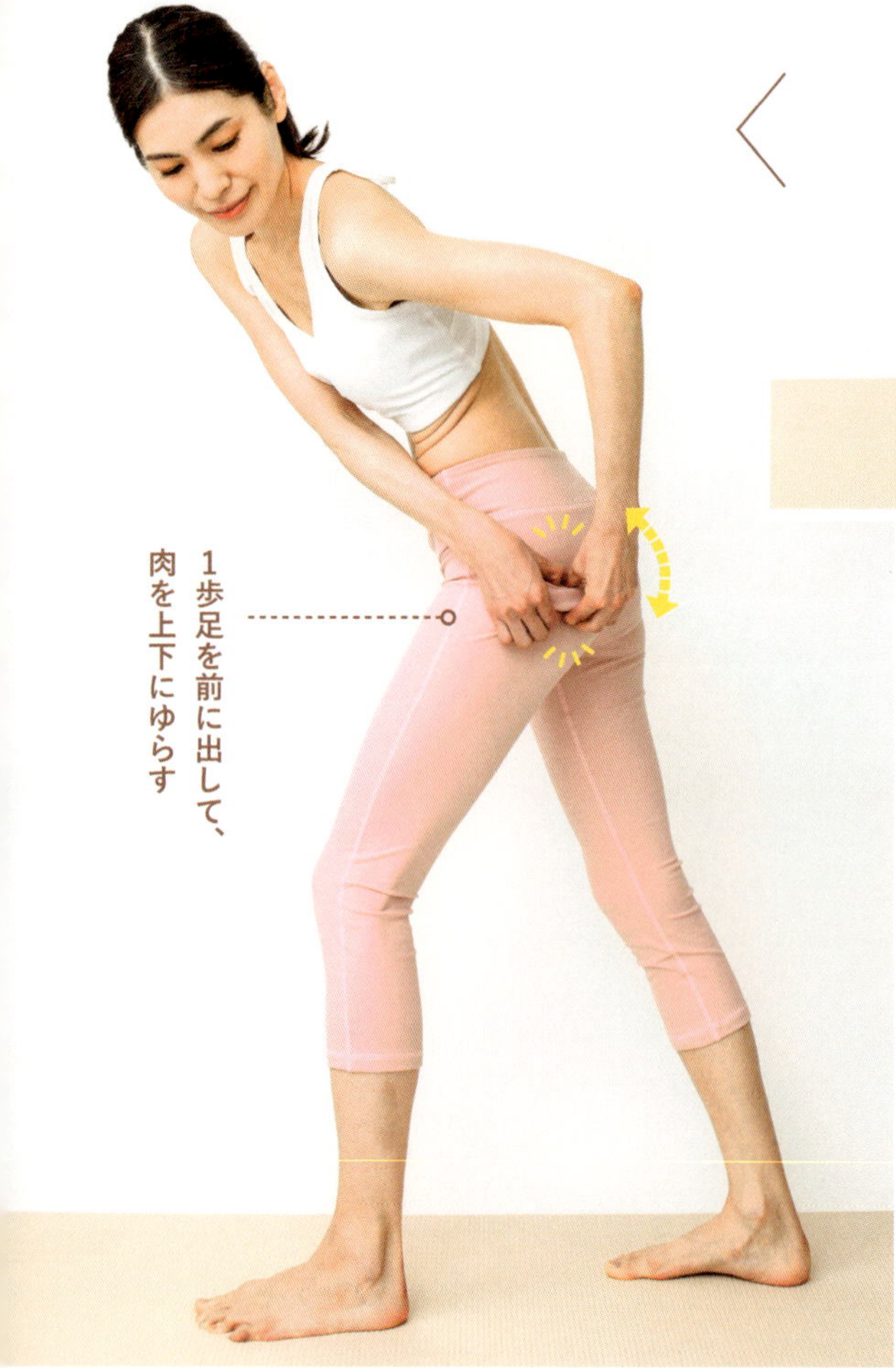

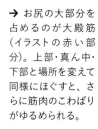

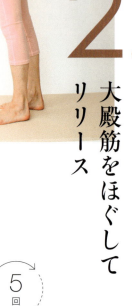

1歩足を前に出して、肉を上下にゆらす

5回

左の大殿筋を両手でつまみ、3秒間圧をかける。その後左足を一歩前に出し、つまんだ部分を上下に5回ゆらす。反対側も同様に行う。

仕上げのリンパ流し

そけいリンパ節へ老廃物を流す

5回

左右のお尻ほぐしが終わったら、両手のひらを下腹に当て、ビキニラインをなぞるように5回さすり、そけいリンパ節へ流す。

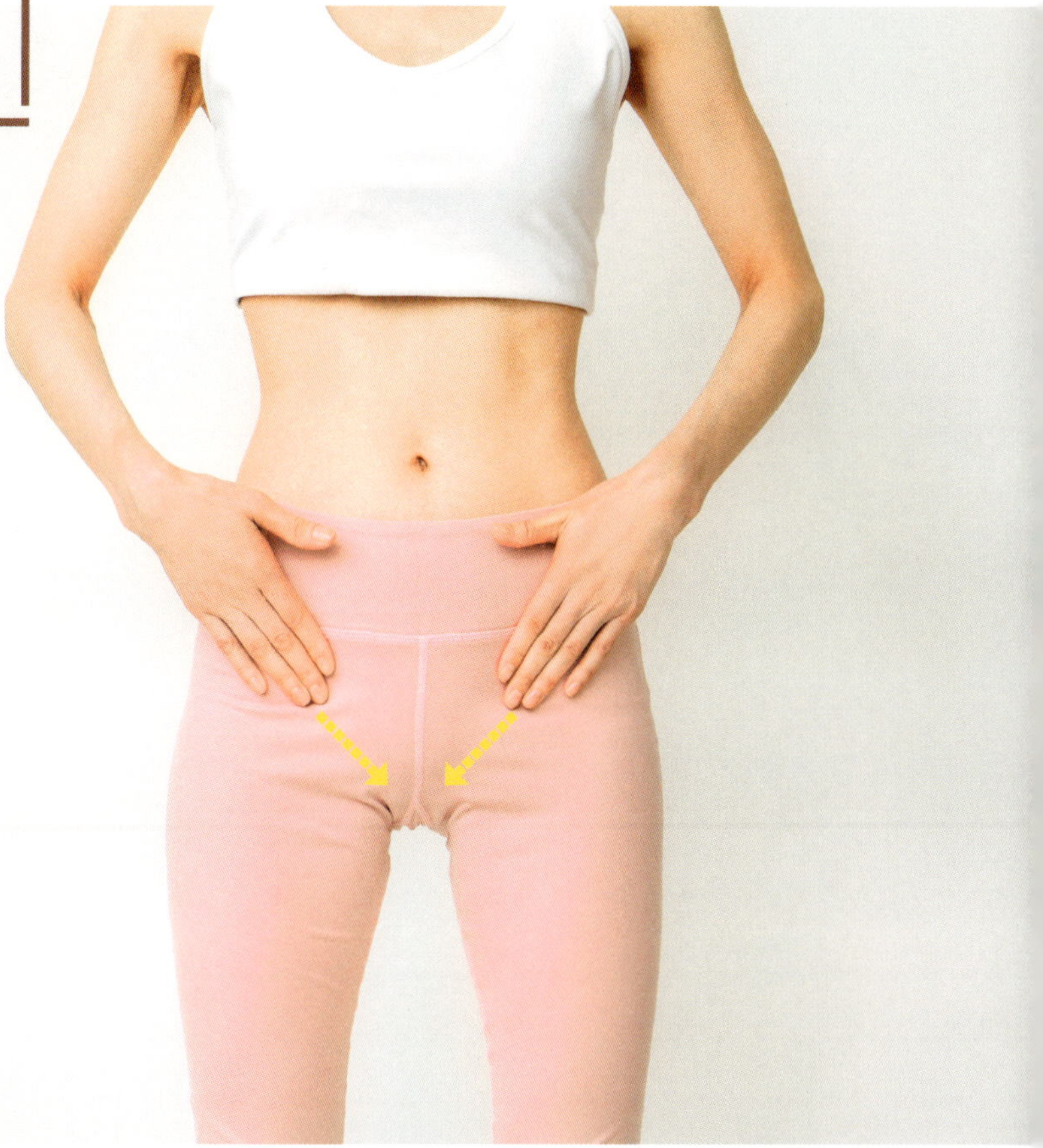

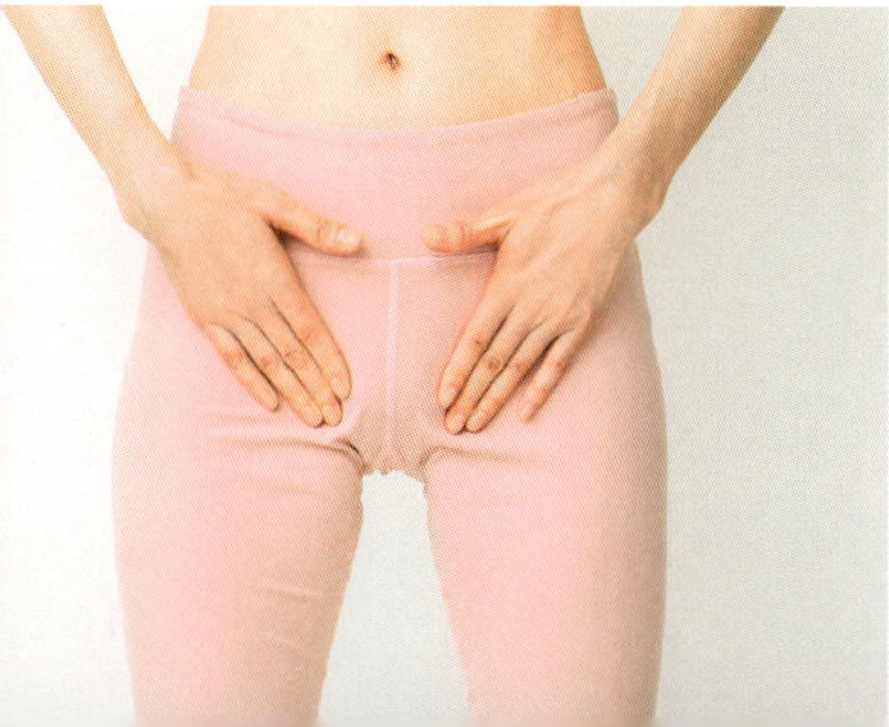

← そけいリンパ節は子宮にも近いので、女性は特に滞らせたくない場所。さするだけでもリンパの流れが促せるのでおすすめ。

もっと
ほぐしたい！

外もも
つまみほぐし

冷えもむくみもリンパの
滞りが大きな原因。
リンパを流して血行をアップさせ、
長年の悩みを解消！

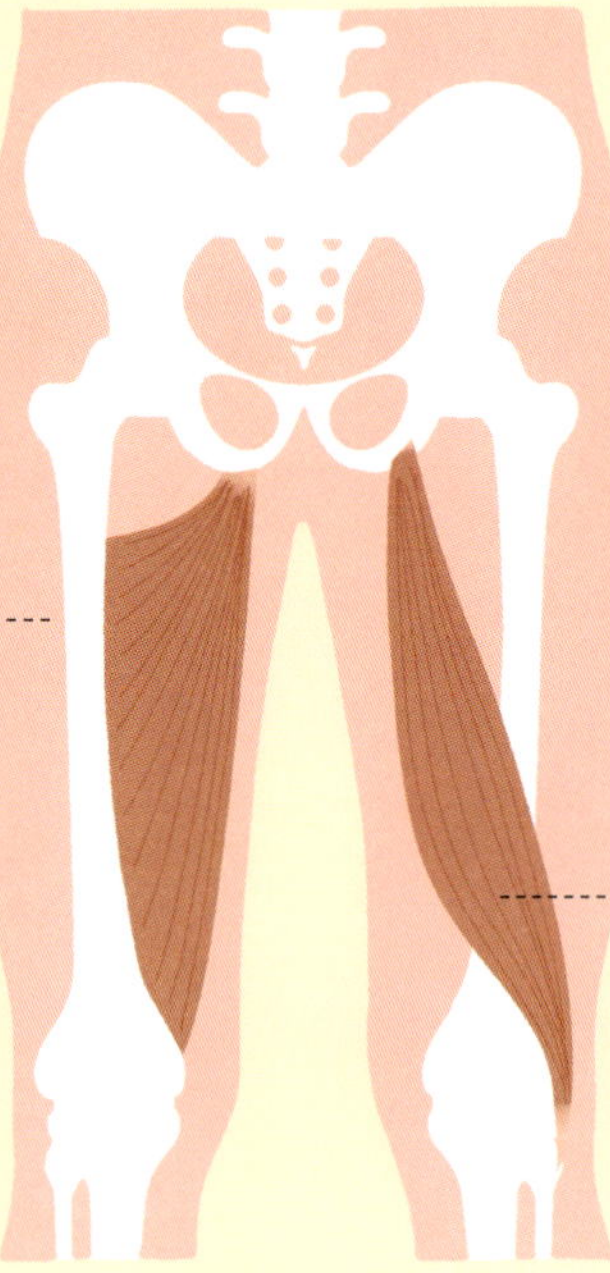

脚のむくみがとれ、
パンパンに張って太くなった太ももが
細くなる！

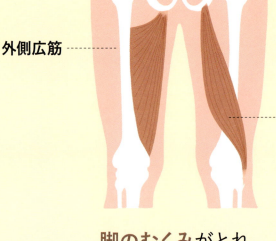

外もものハリをおさえて
むくみレスな美脚を目指す

心臓から遠くにある下半身は、血流が滞ってむくみがち。特に外ももがはっている人が多く見受けられるので、ここを中心にほぐしていく。

ここにアプローチできます！

ほぐす筋肉 … 外側広筋肉　大腿二頭筋

流れる経絡 … 胃系　胆系　膀胱系

流し込むリンパ節 … 膝窩リンパ節

こんな不調に … むくみ　下半身の冷え　関節のこわばり　消化不良

つまみほぐしポイント

- ☑ 太ももの外側の筋肉に
フォーカスしてつまみほぐし
- ☑ 外ももを上部と下部に分けて
ていねいにほぐしていく
- ☑ 最後はひざ裏にある
膝窩リンパ節に流し込んでフィニッシュ

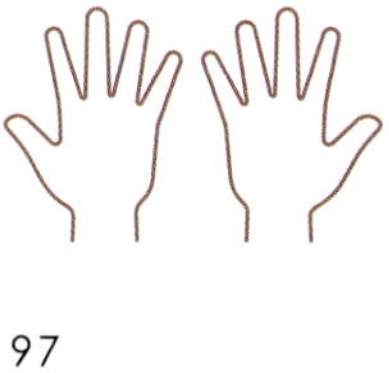

両手&片手を使ってつまみほぐし！

ここでは張っている人の多い外もも部分にアプローチ。上部と下部の2つのエリアに分け、それぞれを4～6分割してほぐす。

はじめに CHECK!

太ももの外側の筋肉を2つのエリアに分けてほぐす

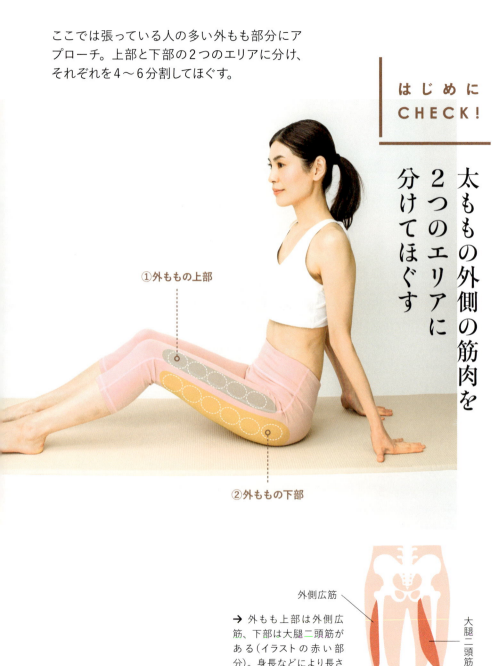

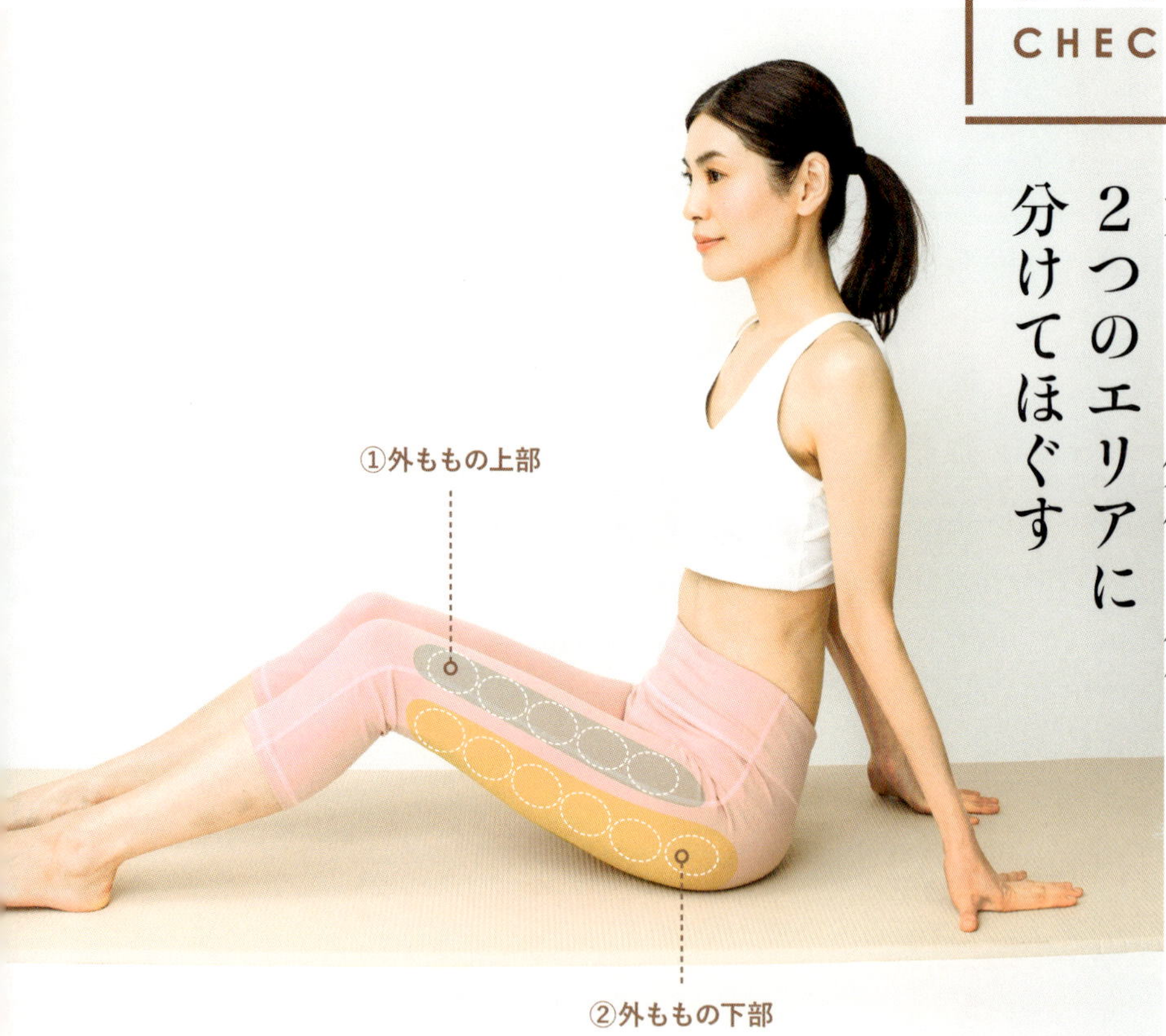

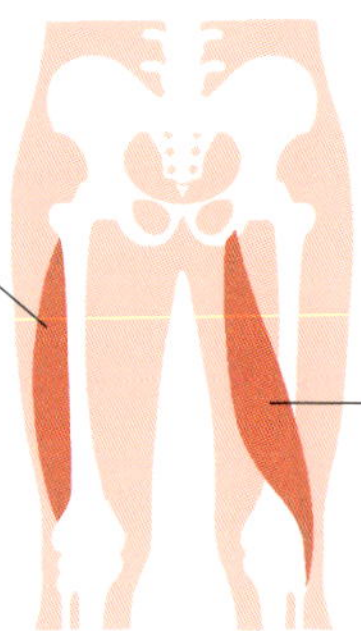

→ 外もも上部は外側広筋、下部は大腿二頭筋がある（イラストの赤い部分）。身長などにより長さが異なるが、それぞれを小刻みにほぐす。

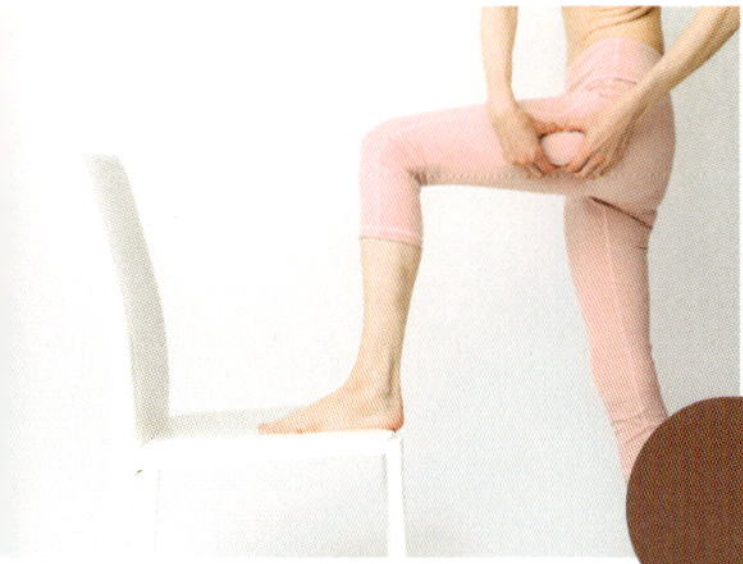
椅子に足をのせて
つまんでもOK

← 外側広筋は大腿四頭筋の一部。歩いたり走ったりするときにひざを支え、動きを安定させる働きがある。

1.

外ももの上部をじっくりほぐす

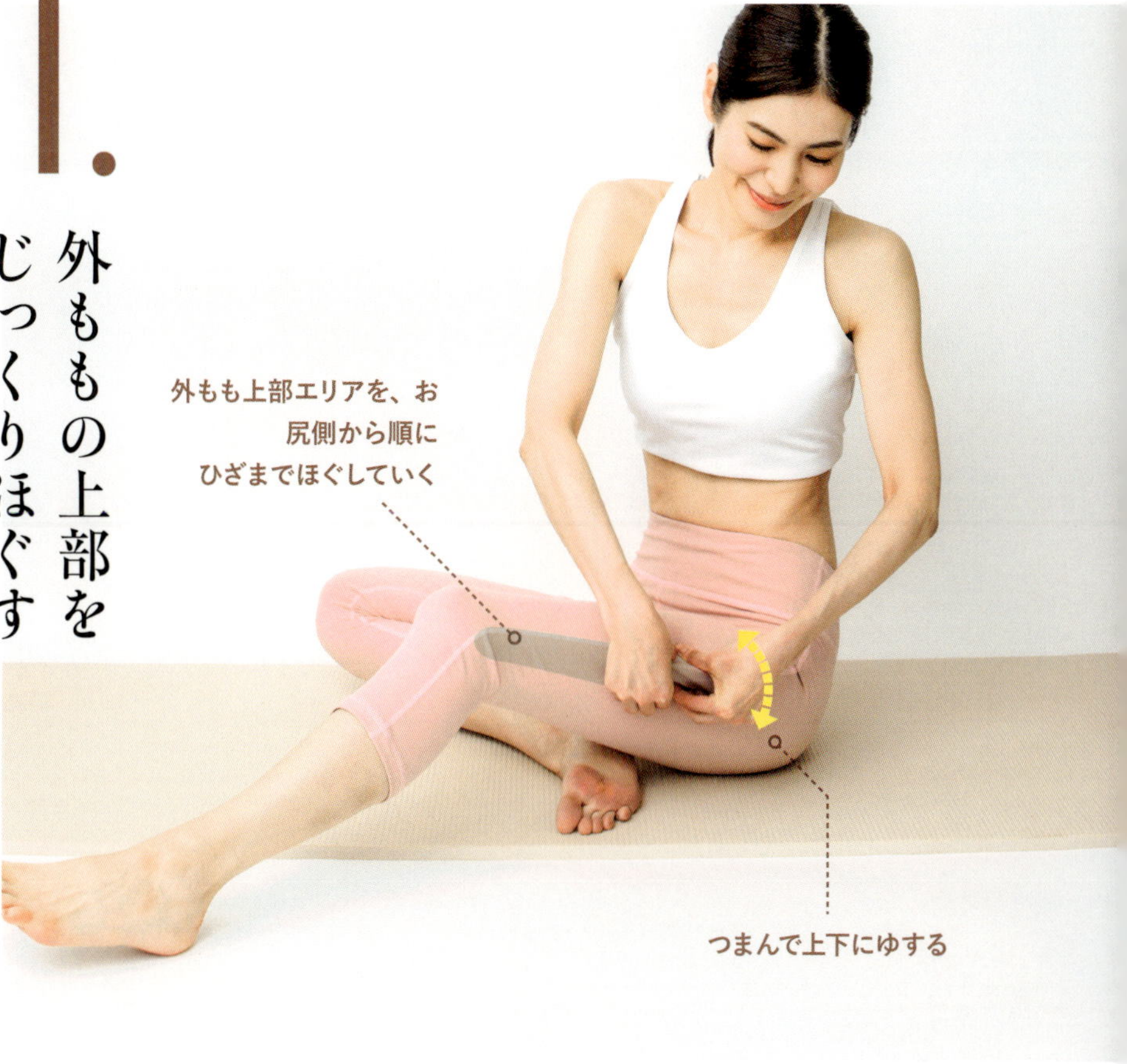
外もも上部エリアを、お尻側から順にひざまでほぐしていく
つまんで上下にゆする

5回

外ももの上部、股関節のすぐ下を両手でつまんで3秒圧をかけ、上下に5回ゆらす。ひざ方向に向かって少しずつ位置を前にずらしながら、同様にほぐしていく。

→ ひざの屈曲や股関節の動きにも重要な役割を果たすのが大腿二頭筋（イラストの赤い部分）。正しい姿勢を保つ作用も持っている。

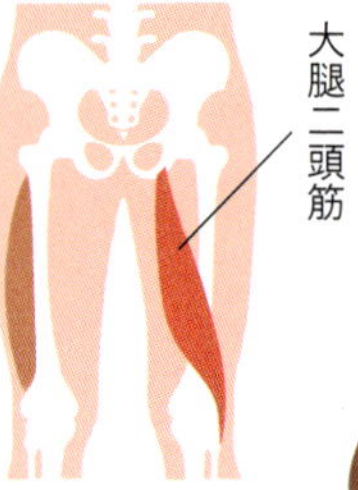
大腿二頭筋

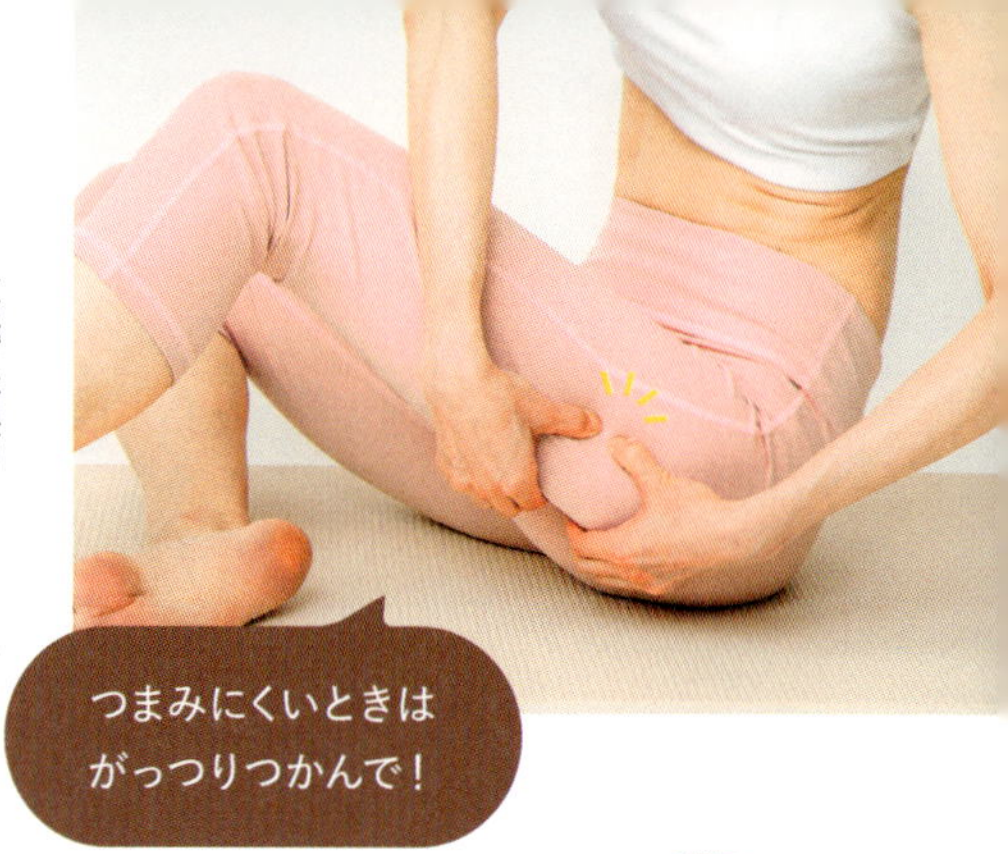
つまみにくいときは
がっつりつかんで！

2. 外ももの下部をしっかりほぐす

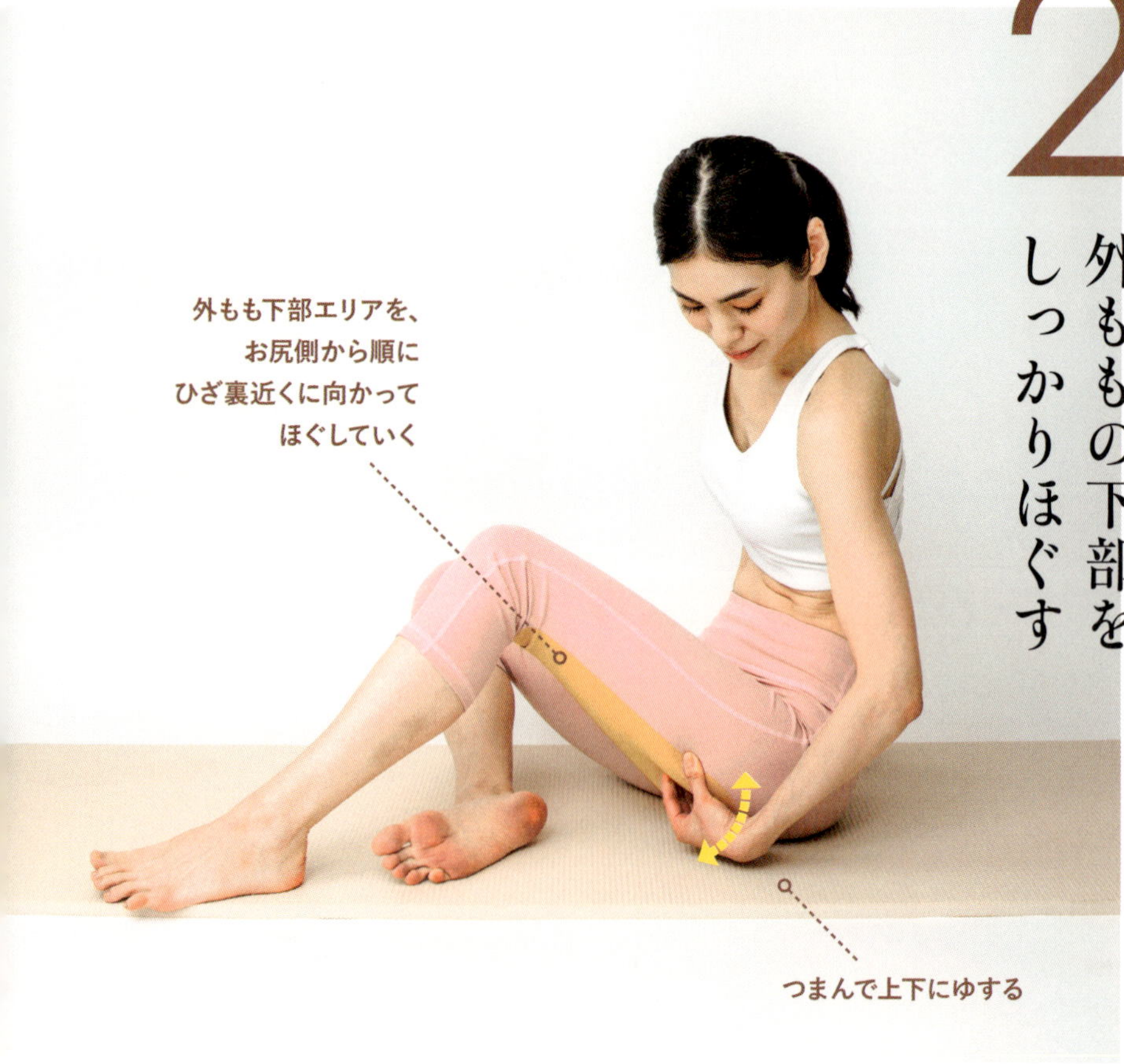
外もも下部エリアを、
お尻側から順に
ひざ裏近くに向かって
ほぐしていく
つまんで上下にゆする

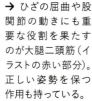

5回

外ももの下部、股関節のすぐ下を片手でつまんで3秒圧をかけ、上下に5回ゆらす。ひざ方向に向かって少しずつ位置を上にずらしながら、同様にほぐしていく。

仕上げのリンパ流し

膝窩リンパ節に老廃物を流す

ひざ裏のくぼみに両手の中指を差し入れてひざを持ち上げ、脚を上下に振って刺激し、ひざ裏にある膝窩リンパ節に流し込む。

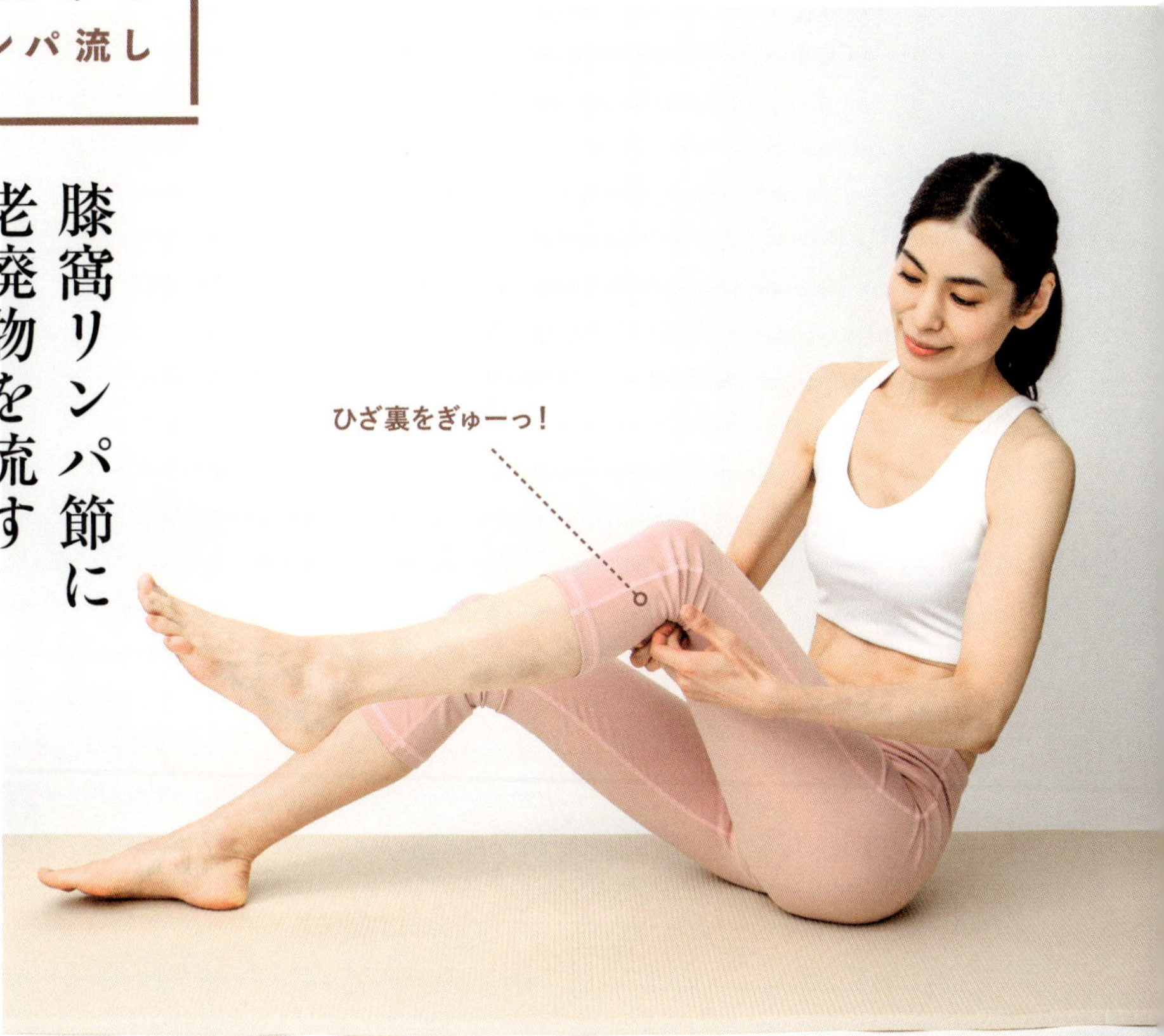

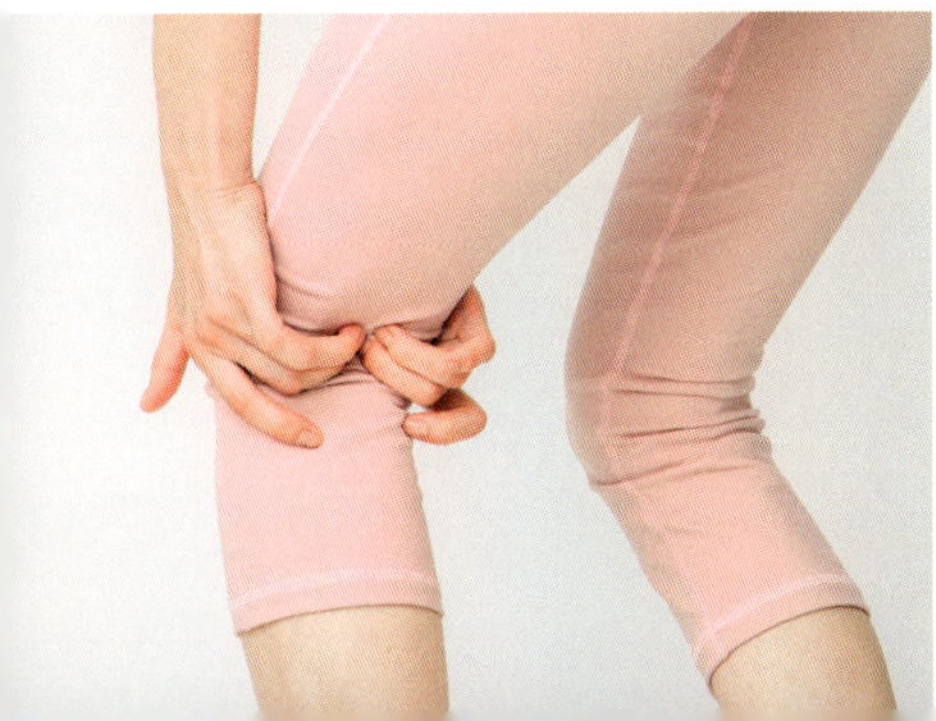

← 脚のむくみに深い関係があるのが膝窩リンパ節。ここを刺激するだけでも、むくみ解消に役立つ。

COLUMN

上半身が疲れたときにおすすめ！
「ながら」でできる
おすすめ簡単ケア

(SCENE-1)

パソコン作業時の腕のこりを予防

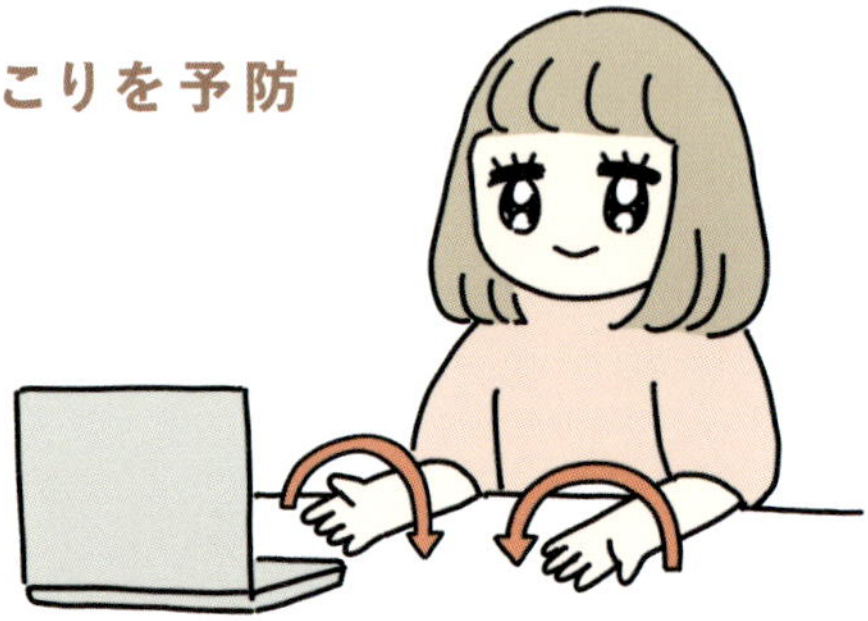

パソコン仕事をする際、まず両手のひらを上にして座ります。そこから、くるっと両手を内側にひっくり返してから作業を始めてみましょう。両脇は体から離さず、脇を絞めて行うのがコツ。普段と逆方向に腕の筋肉を動かすことで、腕の疲れが取れるので習慣にしてみてください。

「つまみほぐし」でほぐれると、下半身の不調はかなり軽くなってきます。でも日中、肩こりや腕の疲れ、顔のむくみや目の疲れなど上半身の疲れを感じることもあるはず。

　そんなとき「ながら」でできるケアを、アベシスターが教えてくれました。どれも数秒でできることばかりですが、普段同じ方向だけに使ってしまっている筋肉や、硬くなりがちな場所を刺激したりほぐしたりできる動きなので、簡単なのに効果大！　疲れを感じたときに、試してみてください。

(SCENE-2)

トイレに入ったときも
無駄にせず血流アップ！

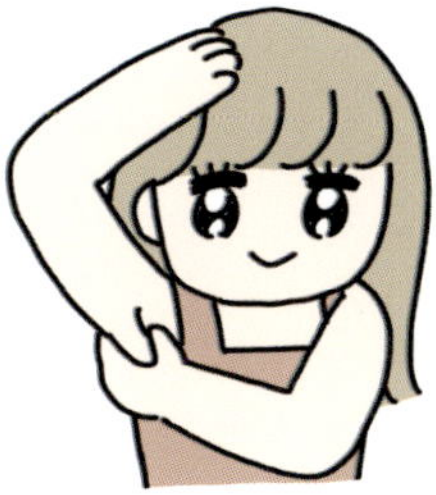

トイレなど座ったときにいつでもできる「ワキもみ」もおすすめの「ながらケア」。ワキには多くの経絡、リンパ、筋肉の付け根などが集まっているので、ここをもむだけで血流やリンパの流れも改善。肩こりや目の疲れが気になるときにもおすすめ。

(SCENE-3)

お風呂でケアすれば効果がさらにアップ！

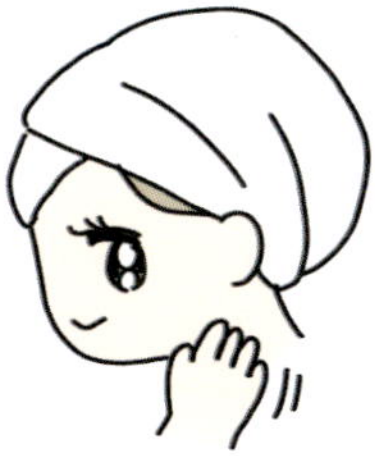

入浴中は体が温まり血行がよくなるので、ケアの効果が出やすいお得タイム。耳の後ろから鎖骨までの首筋にある「胸鎖乳突筋」をなでるとリンパの流れがよくなりフェイスラインもシャープになります！

(SCENE-4)

包丁を使うときの腕のこりを軽減する

腕がねじれず、肩こりにならない包丁の握り方をご紹介。まず利き手の手のひらを上にしてまな板の上に置きます。そこに、もう片方の手で刃を上にした包丁を添えます。次に、包丁の柄の部分を握り、内側（反時計回り）に180度回転させてから使います。腕の筋肉を一旦外側に向けてから、内側に絞って使うことで、肩や腕のこりを防げます。

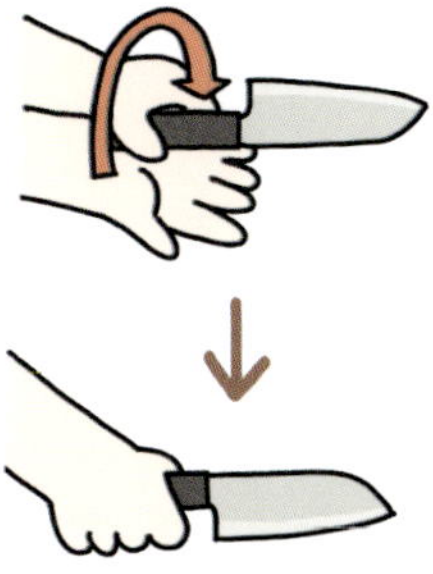

リアルな声が続々届いています！

「つまみほぐし」でこんなにうれしい変化が！リアル体験談レポート

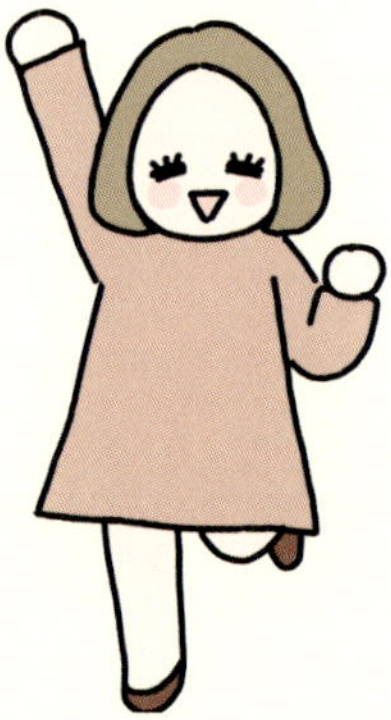

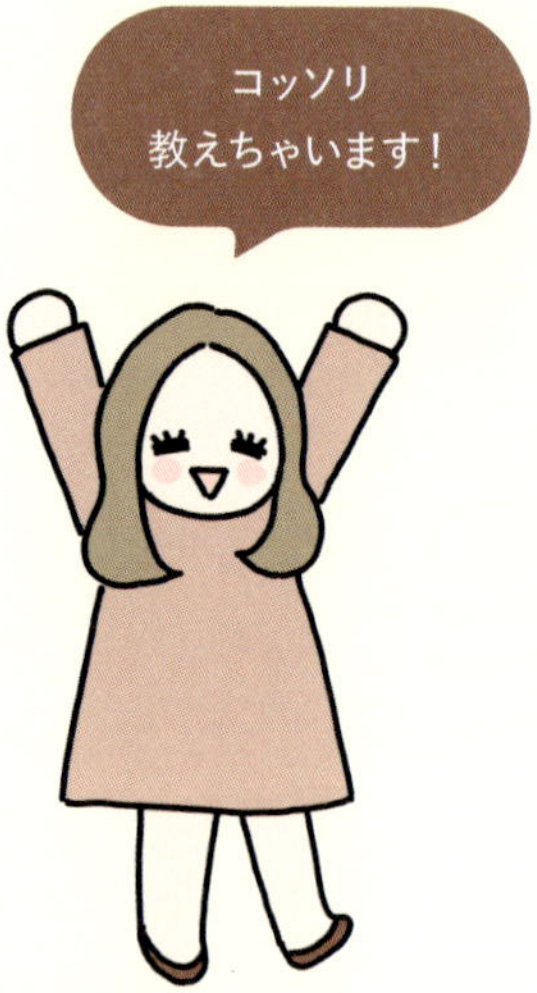

アベシスターの隠れ家サロンでは、のべ3万人以上の悩める男女が救われています。

1度の施術で劇的な変化があった人も少なくはありません。

そんなアベシスターの「つまみほぐし」施術で体の変化を感じた人は、自宅でもできるようにケアの指導を受け、普段からセルフケアをするようになった人も多数。悩みが解消した、何をやっても変わらなかったのに症状が治癒した！など喜びの声とともに体験談をお届けします。

REAL REPORT
1

足首のない「象さん脚」のむくみが取れて足首が出現！体重も6kg減

M・Hさん（47歳）

BEFORE

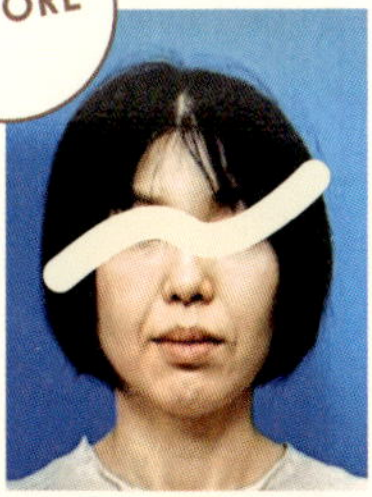

AFTER

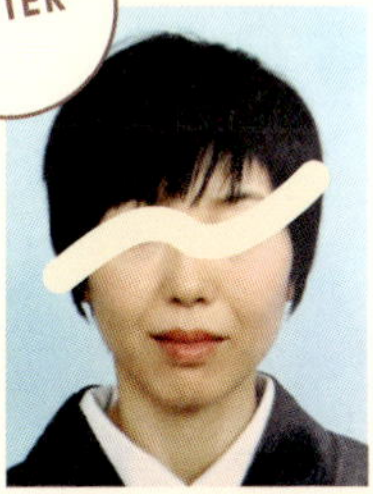

6年前のM・Hさんの悩みは「象のような脚」。下半身のむくみがひどく、足首がないに等しい状態でした。

「つまみほぐしの施術を受けるうちに、長年の悩みだった下半身のむくみがとれて、脚の形が変わり、足首にもくびれが生まれました！」

筋肉の癒着によるゆがみなくなり、水分や老廃物が排出された結果、むくみが改善。体重も6kg減に。さらには写真のように、顔の輪郭も頬のラインがシュッとシャープになり、口角も上がって若々しい顔の印象になりました。

「もたついていた頬のラインがスッキリして、埋まっていたアゴの存在感が出てきました。そんな顔や脚の変化も驚いたけれど、全身の筋肉がほぐれて呼吸がラクになったのも生活の大きな変化です。体の可動域が広がった感じで動きやすく、うれしい変化ばかりです」

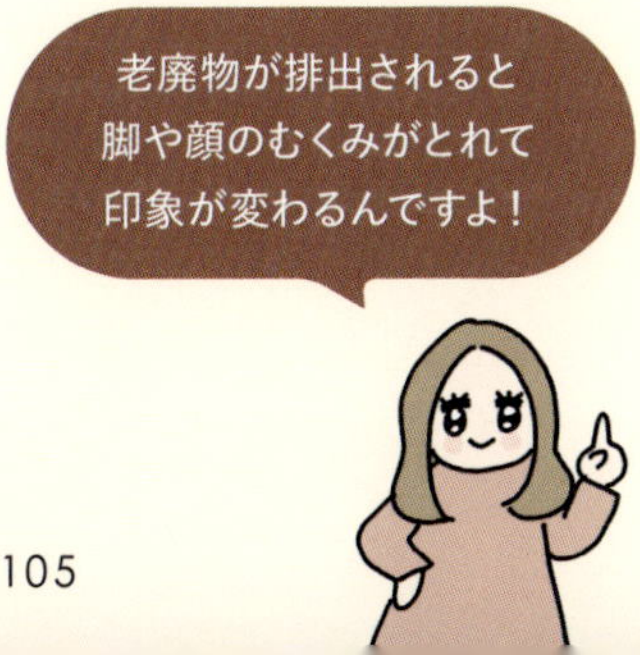
老廃物が排出されると
脚や顔のむくみがとれて
印象が変わるんですよ！

REAL REPORT
2

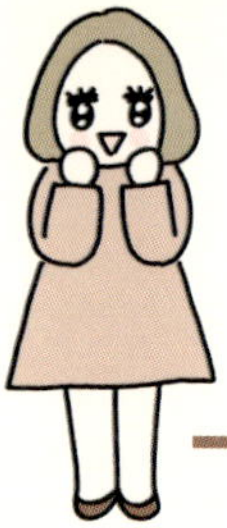

歩くのもつらい腰痛が改善。
足裏の角質もつるんときれいになり、
体重5kg減、ウエスト10cm減！

S・Yさん（61歳）

体重5kg減
お腹周り
10cm減!

　通い始めた当初は腰痛がひどく、歩くのもつらかったというS·Yさん。

「足首と足裏がとても硬くなってしまっていたのが原因のひとつだったようで、サロンで施術していただく前はうまく歩けませんでした。でもアベシスターのおふたりのサロンで念入りにほぐしていただいた今は、どんなにたくさん歩いても腰痛に悩むことがなくなったんです。同時に、変な歩き方をしていたせいだったのか、足裏にひどくたまっていた角質が、何もしていないのにきれいに取れてツルツルになったのも驚きです」

　それだけにとどまらず、体重も5kg減、お腹まわりも10㎝も減ったそう。

「おまけに猫背と巻き肩も改善して、あわせて肩こりも軽くなったんですよ。全身で大きな変化を実感しています。自分でも、アベシスターのおふたりに教わったマッサージも続けて、今のいい状態の体をこの先もいつまでモキープしていきたいです」

REAL REPORT
3

慢性的な脚のむくみがとれ、脚のゆがみが正常に。ウエストのくびれもクッキリ！

たまさん（47歳）

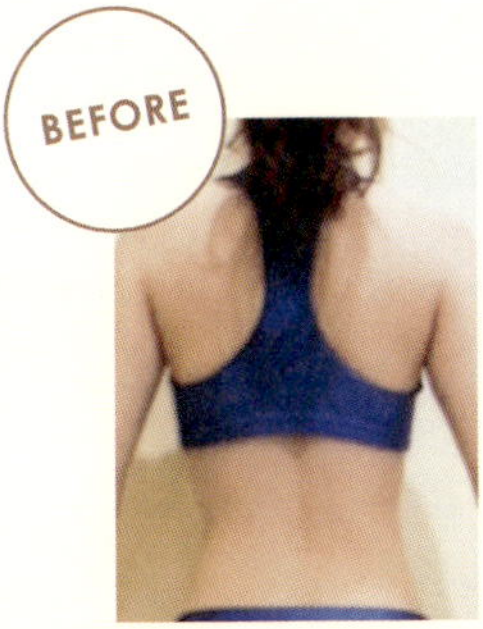
BEFORE

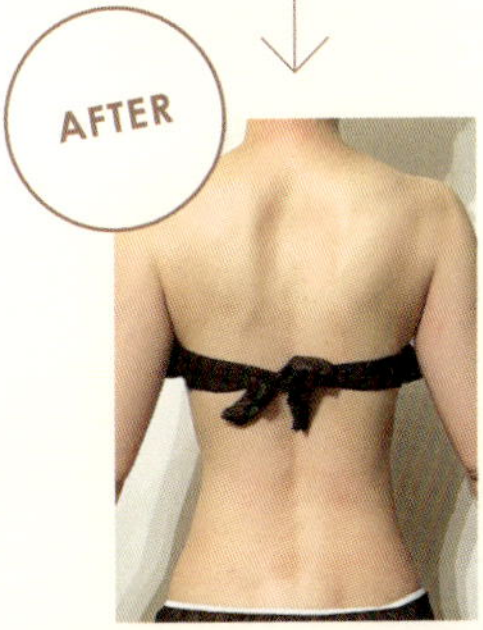
AFTER

5年前からサロンに通うたまさん。一番のお悩みは、慢性的な脚のだるさやむくみ。いつも夕方になると、足首とふくらはぎがパンパンになり、ひどくむくんで痛みも感じていた日々でした。

「左右で脚のゆがみ方が違ったようで、右脚だけ、外側のももとすねの部分が張ってしまって、脚の形がいびつに見えるのが、鏡を見るたびに嫌で。でもサロンに通ううちに、脚のゆがみがとれてきて、ラインがきれいになり、左右の形が揃ってきました。むくみがとれたせいか、全体的にスリムになり、特にウエストラインが細くなったのがうれしい限りです」

筋肉と筋膜の癒着がゆるんで筋肉が柔らかくなり、その後むくみはぶり返すことなく快調な毎日に。たまさんは教わった「つまみほぐし」を、自宅でケア継続中。

「毎日続けているので、1日の疲れをためずにリセットできているのがわかります」

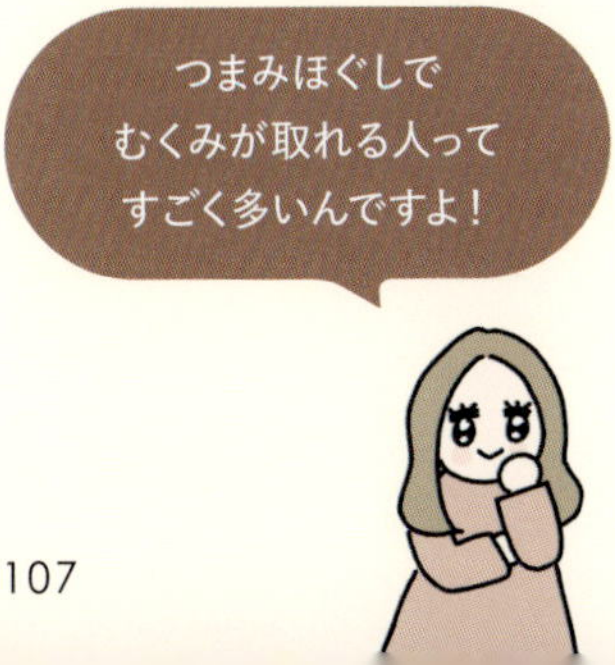
つまみほぐしで
むくみが取れる人って
すごく多いんですよ！

REAL REPORT

4

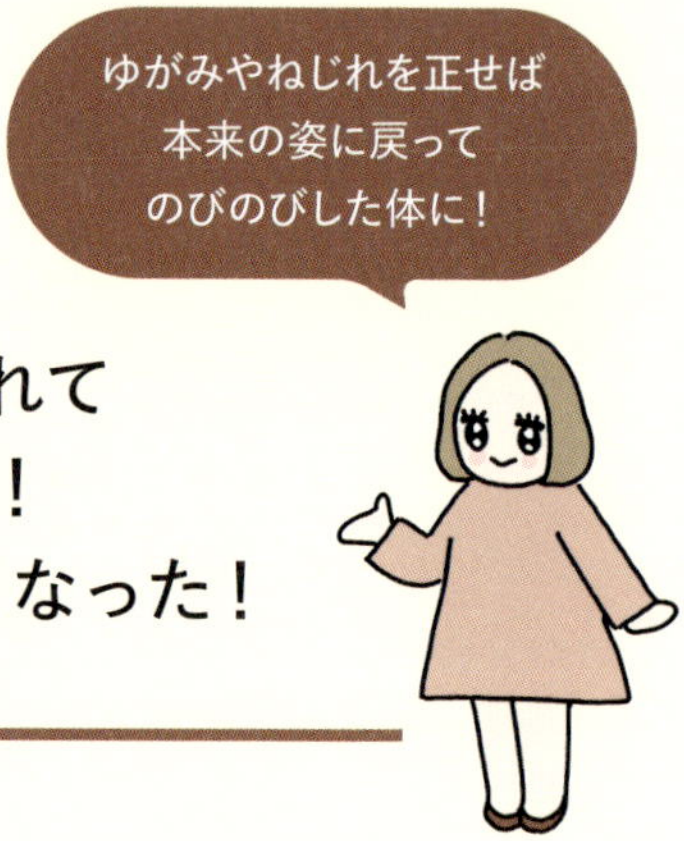
ゆがみやねじれを正せば
本来の姿に戻って
のびのびした体に！

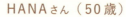

下腹のぜい肉がとれて 体重も10kg減！ 身長も伸びて手足も長くなった！

HANAさん（50歳）

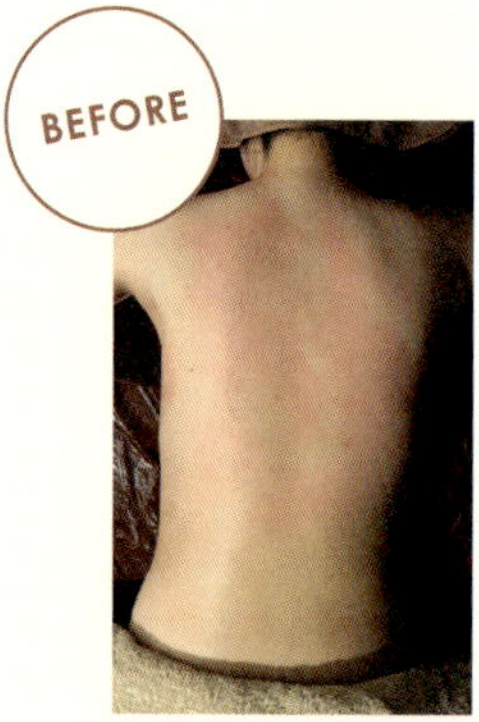
BEFORE

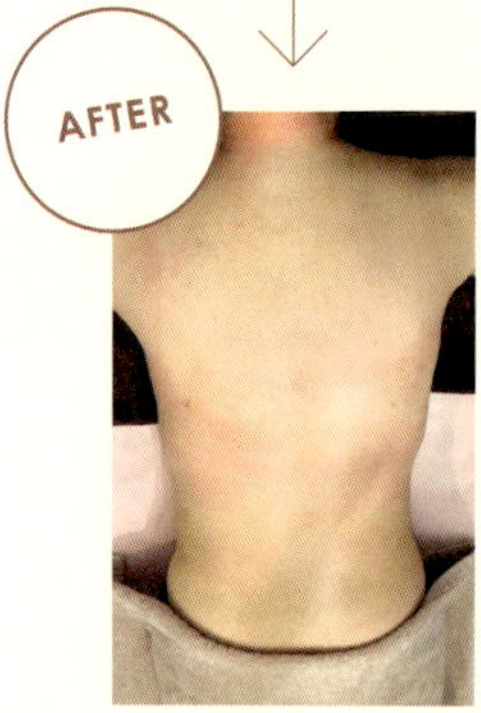
AFTER

　加齢とともに筋力や基礎代謝が落ち、下腹にぜい肉がついてきたのが気になっていたHANAさん。

「施術を受けたら、全身のむくみがとれてました。やせたね、って言われ、見てわかるほど変わったんだなとうれしかったです。背中のゆがみもとれたのか、ぜい肉がたまっていたお腹がへこんで、さらに身長も1cm伸びました。鏡を見るたびうれしいです」

　ビフォア写真では、ウエストにくびれがなかったのが、2か月後のアフター写真にはくびれが出現！　背中全体がシェイプアップされているのがわかります。

「肩が前に入り、巻き肩になっていたのと、腕がねじれていたせいで縮んでいたようです。ねじれを戻したことで、本来の腕の長さに戻ったというわけです。脚もゆがみをとることでねじれがなくなり、脚が伸び、身長も伸びたのだとシスターに教わりました」

REAL REPORT
5

四十肩や背中の痛みが全く感じないほど改善。脚のゆがみもとれてまっすぐな美脚に

脚のゆがみがまっすぐに！血流&体温もアップ

S・Yさん（43歳）

15年近くサロンの施術に通うS·Yさんは、右手と右肩がうまく上がらない四十肩の症状や背中の痛みに悩んでいましたが、現在まったく痛みはありません。

「アベシスターにつまみほぐしされるときは、こり固まっている箇所は少し痛く感じるのですが、すぐにそこから血流が流れてほぐれていく感覚が広がり、ガチガチに固まっていた所が一気にラクになります。背中と肩がすぐに動くようになって驚きでした。体温も上がったのがわかり、冷え性も改善しました」

気になっていた脚のゆがみも、サロンに通ううちにまっすぐになっていき、美脚になったと友人にもほめられたそう。

「これからもマッサージやケアを続けて現状をキープして、痛みがない暮らしを続けていきたいです」

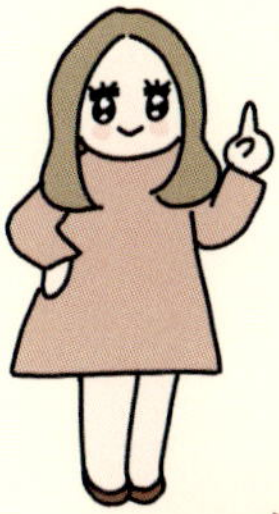

サロンに来ていただいた方々には、自宅でもマッサージやケアを続けていただくことをおすすめしています

おわりに

体は神様のくれた宝物
自分の体に関心を持って
触れてみてください

お腹が出てきた、むくみが取れない、だるくて気力が出ないなど、気になっていることやちょっとした不調――身体の小さな変化を皆さんも日々感じていらっしゃることと思います。

もともとの体形だから、生まれつきの骨格だから、老化だからしょうがない……そんな風にあきらめてしまうのは、とても「もったいない」と思うのです。

また、初めから無理なものと考えてガマンしてし

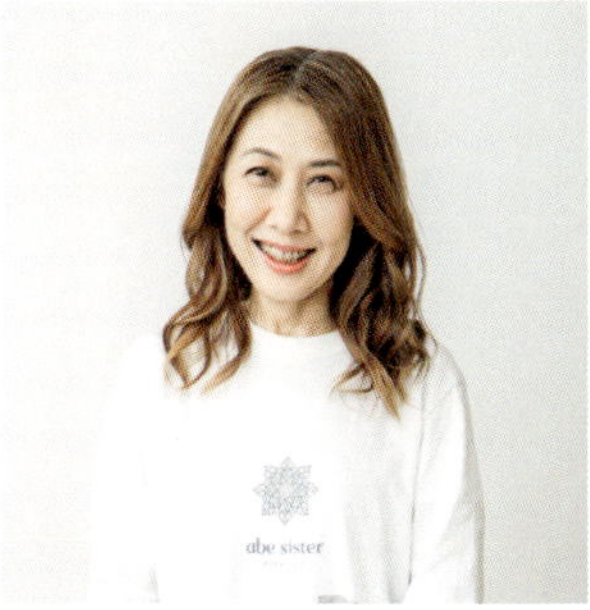

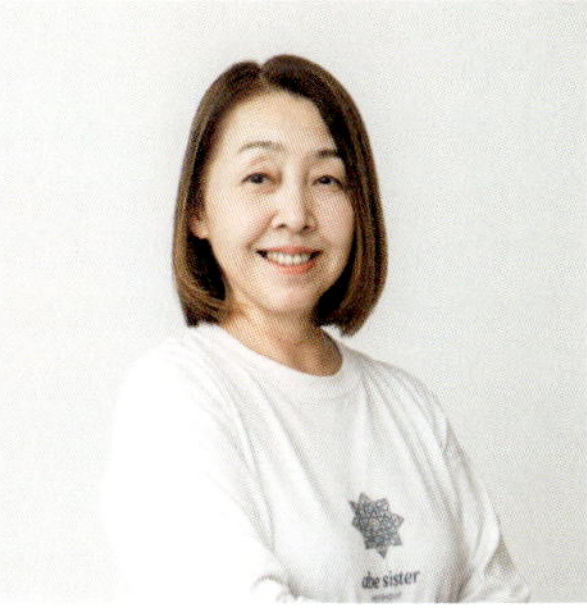

Abe Sister

Yumi　Keiko

まい、放置している人がとても多いと、サロンにいらしてくれる方々と話していて思います。

どんなお悩みも、ご自身の体の使い方ひとつで変わります。

体は、自分自身が思っている以上に毎日変化しています。それに気が付くこと、気が付くように自分に触ること、自分の体に関心を持つことがまず大事です。

神様がくれた最高の宝物、それは自分の体です。放置するなんてもったいない！　まずは体の硬くなってしまっているところをつまんでみてください。そして、少しゆすっただけで、血が流れだすのを感じるはず。ほんの小さなことなのですが、その積み重ねが、明日の美と健康を呼び寄せます。

毎日楽しく笑って過ごすために、自分の体という宝物に関心を持ち、大事にしてほしい、と心から願っています。

アベシスター（阿部恵子・阿部由美）

東京・松濤のプライベートサロンで経絡マッサージ・リンパドレナージュ・アロマテラピーとストレッチを融合させた独自のメソッドで施術を行う。不調が改善したことや、小顔や痩身効果が口コミで話題となり、予約の取れない人気サロンに。姉妹二人で施す「フォーハンドマッサージ」は芸能人・CA・モデルなども多数通う人気コース。施術歴35年、3万2000人以上を救ったカリスマとして、サロンワークのほか、雑誌やテレビなどでも活躍。著書に『胸鎖乳突筋をもめば、一瞬で顔が若返る』（高橋書店）ほか。

Abe sister official site https://abesister.jp/

LINE 〉

Instagram 〉

ゆがみ、むくみ、たるみを改善！
恥骨筋1分つまみほぐし

著者　アベシスター
編集人　栃丸秀俊
発行人　倉次辰男
発行所　株式会社 主婦と生活社
〒104-8357　東京都中央区京橋3-5-7
TEL　03-5579-9611（編集部）
TEL　03-3563-5121（販売部）
TEL　03-3563-5125（生産部）
https://www.shufu.co.jp/
製版所　株式会社 公栄社
印刷所　大日本印刷株式会社
製本所　株式会社若林製本工場

ISBN978-4-391-16469-5

落丁・乱丁の場合はお取替えいたします。
お買い求めの書店か、小社生産部までお申し出ください。

STAFF

撮影／トヨダリョウ
ヘアメイク／枝村香織
モデル／塚本理絵（FRONT）
デザイン／月足智子
イラスト／naotte、TAKUMI（人体イラスト）
校正／東京出版サービスセンター
編集協力／黒木博子、印田友紀（smile editors）
執筆協力／石原輝美、黒木博子（smile editors）
編集部担当／澤村尚生（主婦と生活社）